Guidelines for Data Sets of Nursing Quality Indicators

护理质量指标监测基本数据集
实施指南（2022版）

组织编写　国家卫生健康委医院管理研究所护理管理与康复研究部
主　　编　么　莉　国家卫生健康委医院管理研究所
副 主 编　简伟研　北京大学公共卫生学院
　　　　　尚文涵　国家卫生健康委医院管理研究所
编　　委　李振香　山东省立医院
　　　　　徐建鸣　复旦大学附属中山医院
　　　　　宋瑰琦　中国科学技术大学附属第一医院
　　　　　冯志仙　树兰(杭州)医院
　　　　　张海燕　北京大学人民医院
　　　　　杨　磊　河南宏力医院
　　　　　黄　鑫　浙江大学医学院附属第二医院
　　　　　李高叶　广西医科大学第一附属医院
　　　　　李　静　河北医科大学第二医院
　　　　　李长安　山东省立医院
　　　　　韩媛媛　北京医院
　　　　　李　伟　国家卫生健康委医院管理研究所
　　　　　安　磊　国家卫生健康委医院管理研究所
　　　　　冯晶晶　国家卫生健康委医院管理研究所
　　　　　詹磊磊　国家卫生健康委医院管理研究所

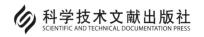

科学技术文献出版社
SCIENTIFIC AND TECHNICAL DOCUMENTATION PRESS

·北京·

图书在版编目（CIP）数据

护理质量指标监测基本数据集实施指南：2022版 = Guidelines for Data Sets of Nursing Quality Indicators / 么莉主编；国家卫生健康委医院管理研究所护理管理与康复研究部组织编写. — 北京：科学技术文献出版社，2022.10
ISBN 978-7-5189-9589-9

Ⅰ.①护… Ⅱ.①么… ②国… Ⅲ.①护理—质量指标—数据集 Ⅳ.① R47

中国版本图书馆 CIP 数据核字 (2022) 第 174415 号

护理质量指标监测基本数据集实施指南（2022 版）

策划编辑：胡　丹　　责任编辑：胡　丹　　责任校对：张吲哚　　责任出版：张志平

出　版　者	科学技术文献出版社	
地　　　址	北京市复兴路15号　　邮编　100038	
编　务　部	(010) 58882938，58882087（传真）	
发　行　部	(010) 58882868，58882870（传真）	
邮　购　部	(010) 58882873	
官方网址	www.stdp.com.cn	
发　行　者	科学技术文献出版社发行　全国各地新华书店经销	
印　刷　者	中煤（北京）印务有限公司	
版　　　次	2022 年 10 月第 1 版　2022 年 10 月第 1 次印刷	
开　　　本	710×1000　1/16	
字　　　数	236千	
印　　　张	14.5	
书　　　号	ISBN 978-7-5189-9589-9	
定　　　价	78.00元	

前 言
Preface

　　不断提升护理质量是我国卫生健康系统高质量发展的重要标志。护理质量指标作为关键工具和抓手，在护理质量管理中的作用持续显现，尤其是在信息支撑和循证决策水平不断提升的当下，用指标指引质量改进已经在实际工作中广泛应用。截至2021年底，全国有2400余家医院通过国家护理质量数据平台上报护理质量指标数据，并通过数据分析结果研判质量问题，开展质量改进工作。帮助广大护理同仁理解和应用护理质量指标，已经成为新时期护理事业发展的一项重要任务。

　　国家卫生健康委医院管理研究所先后出版了《护理敏感质量指标实用手册（2016版）》《护理敏感质量指标监测基本数据集实施指南（2018版）》（以下简称"2018版实施指南"），受到了护理界的广泛重视与应用。随着指标应用的持续深入，业界对护理质量指标的内涵把握、应用场景、计算方法、数据采集方式等方面都有了新的认识。为了与时俱进地发挥护理质量指标的作用，我们再次组织专家，吸纳近年来的新思路、新认识、新经验，并以更好的方式表述既往证明具有实效的共识，升级2018版实施指南为《护理敏感质量指标监测基本数据集实施指南（2022版）》（以下简称"2022版实施指南"）。

　　升级后，新版实施指南共有4章。

　　第一章为护理质量指标涉及的基本数据元素，内容包括数据元素名称、ID、定义、关联指标、数据格式、允许值、建议的数据来源、提取说明和提取指南。将计算质量指标必须要收集的最小数据元素单列一章，可以供使用者迅速检索、查考。

第二章详细解读了护理质量指标，包含指标的定义、意义、计算公式、说明、数据收集方法、指标分析建议，以及指标涉及的数据元素，是对护理质量指标的综合应用指导。

第三章和第四章介绍了国家护理质量数据平台各个模块、模块的功能，以及操作方法与规则。

升级后，新版实施指南有以下变化。

第一，新增18个护理质量指标。护理专业覆盖领域广泛，随着护理分工不断细化，护理质量指标体系的建设应考虑到专科、专病护理的特殊性和国家政策关注点，并据此做出相应的改变与调整。本书新增护理质量指标，不仅是对护理质量指标体系的有效补充，更有助于我们采集专科护理、关键护理问题的基线数据，为护理质量改进提供有力抓手。其中，新增儿科专科护理质量指标6个：儿科病区床护比、新生儿院内尿布皮炎发生率、新生儿中度及以上院内尿布皮炎占比、患儿外周静脉输液渗出/外渗发生率、患儿外周静脉输液外渗占比和6月龄内患儿母乳喂养维持率；重症医学科（ICU）专科护理质量指标4个：ICU科室床护比、ICU科室工作不同年限护士占比、ICU气管导管非计划拔管后24小时内再插管率和APACHE Ⅱ评分≥15分患者占比；通用类指标8个：护理级别占比（特级护理占比、一级护理占比、二级护理占比和三级护理占比）、锐器伤发生率、静脉用细胞毒性抗肿瘤药物全部开放环境下配置率、护理管理人员占比、病区执业护士占比。

第二，修订原有指标的部分内容。首先，根据最新政策文件、研究进展，以及指标应用共性问题，对部分指标的名称、定义、说明等进行重新梳理与修订。指标名称修订：依据《国家卫生健康委办公厅关于印发药事管理和护理专业医疗质量控制指标（2020年版）的通知》（国卫办医函〔2020〕654号），将指标"平均白班护患比"名称修订为"白班平均护患比","平均夜班护患比"修订为"夜班平均护患比","不同级别护士配置"修订为"不同级别护士配置占比","住院患者跌倒伤害率"修订为"住院患者跌倒伤害占比"。定义修订：在循证基础上，对"CAUTI 发生率""CVC 相关血流感染发生率""PICC 相关血流感染发生率"等指标，以及跌倒伤害分级定义进行修订。对普遍理解有难度或原表述不够严谨的数据元素提取说明进行修订与补充，如"实际开放床位数""导管留置日数""住院患者身体约束日数""执业护士离职人数"等。其次，删减对指标应用指导作用较小或者重复的内容，保持书稿的简洁性和实用性。如删除数据元素类别、数据格式中的"发生"、指标来源文件等。最后，2022 版调整了护理质量指标集的书写结构，层次分明，使读者一目了然。

第三，增加"国家护理质量数据平台"操作方法。国家护理质量数据平台作为护理质量指标的日常监测平台，实现了全国层面护理质量数据的采集、整合、分析和结果反馈，为行业提供了数据共享与挖掘利用渠道，以及质量改进的理论依据。掌握平台操作要求与规则，数据填报医院可快速、有效地填报与应用指标数据。

2022 版实施指南作为操作性工具书，在指标数据收集、填报及应用层面进行了具体的说明与指导，务求指标应用者在实际操作过程中消除差异，在最大范围内达成同质化要求。

在指标研发应用和系列书籍编撰的过程中，我们充分体会到质量管理是一门精细的实践科学，包括护理质量指标在内的各种质控抓手都需要在落地应用中持续改善，方能与推进质量持续改善形成良性循环。对于书中疏漏及不足之处，恳请各位读者反馈宝贵意见！

编者

2022 年 8 月

目 录
Contents

第一章

护理质量指标监测基本数据元素集

一、数据元素介绍

本章节介绍护理质量指标监测基本数据元素集所包含的数据元素，以及数据元素的 ID、名称、定义、关联指标、数据格式、允许值、建议的数据来源、提取说明、提取指南等信息。

这些数据元素旨在帮助医疗机构护理工作者和信息技术人员更好地理解护理质量数据监测的要求，确保收集基本数据集数据的标准化、同质化和可比性。以指标数据监测与分析为导向，改进护理质量，关键在于数据收集的真实、客观和准确，且需要信息系统的支持。本章节可以为护理人员利用信息平台开展护理质量指标监测时，与信息技术人员进行有效沟通提供参考和依据，构建符合医疗机构自身信息化水平的护理质量监测方案，科学有效地提高护理质量。

二、数据元素分类

护理质量指标监测基本数据集的数据元素（Nursing Quality Data Sets, NQDS）共 123 项，分为四类：

通用信息（类）6 项：编码为 NQDS.G1—NQDS.G6，其中 G 代表 general。

结构信息（类）69 项：编码为 NQDS.S1—NQDS.S69，其中 S 代表 structure。

过程信息（类）3 项：编码为 NQDS.P1—NQDS.P3，其中 P 代表 process。

结果信息（类）45 项：编码为 NQDS.O1—NQDS.O45，其中 O 代表 outcome。

三、数据元素说明

（一）数据采集范围

1. 全院：指标涉及的数据来源于全院所有场所。

2. 住院病区：指标涉及的数据来源于全院住院病区。

3. 某病区：指标涉及的数据来源于某病区。

（二）统计周期

统计周期指进行数据统计起止时点之间的时间段。数据统计的起始时点即为统计周期初；数据统计的终止时点即为统计周期末；统计周期初和统计周期末应精确到具体时点。如以第一季度为统计周期，即统计 1 月 1 日 0:00 至 3 月 31 日 23:59 的数据。常见的统计周期有月、季度和年。本指标集采用季度和年度为统计周期。同期指与统计周期相对应的调查时间段。

（三）住院患者

本数据集的住院患者是指办理住院手续的患者。不包括门诊患者、急诊患者、急诊留观患者和母婴同室新生儿。

（四）执业护士

执业护士是指取得护士执业资格、在本医疗机构注册并在护理岗位工作的护士，包含护理岗位的返聘护士，以及外出学习、休假（含病产假）的护士；排除医疗机构职能部门、后勤部门、医保等非护理岗位护士，以及未取得护士执业资格人员、未在本院注册的护士。

护理岗位包括护理管理岗位、临床护理岗位及其他护理岗位。

（五）医疗机构组织机构代码

医疗机构组织机构代码是对中华人民共和国内依法注册、依法登记的医疗机构颁发的在全国范围内唯一的代码标识。可在全国组织机构统一社会信用代码公示查询平台查询。

（六）医疗机构名称

医疗机构名称是医疗机构经核准机关批准登记使用的名称。

医疗机构只准使用一个名称。确有需要，经核准机关核准可以使用两个或者两个以上名称的，必须确定一个第一名称。数据元素提取时应取第一名称。

（七）医疗机构登记注册类型

登记注册类型分为公立、非公立医疗卫生机构。公立医疗卫生机构包括登记注册类型为国有和集体办的医疗卫生机构；非公立医疗卫生机构包括联营、股份合作、私营、台港澳投资和外国投资等医疗卫生机构，通常称为民营医疗卫生机构。

（八）医疗机构隶属关系

医疗机构隶属关系分为国家卫生健康委属委管，国家中医药局属局管，省（自治区、直辖市），地区（自治州、盟、省辖市、直辖市辖区），县。

1.国家卫生健康委属委管：国家卫生健康委直属的医疗机构。

2.国家中医药局属局管：国家中医药局直属的医疗机构。

3.省：省、自治区、直辖市直属的医疗机构。

4.地区：自治州、盟、省辖市和直辖市辖区直属的医疗机构。

5.县：地、州、盟辖市、省辖市辖区、自治县、自治旗、县级市直属的医疗机构。

（九）医疗机构类别

医疗机构类别指卫生行政部门颁发的《医疗机构许可证》中所指的类别。国家护理质量数据平台涉及的医疗机构类别为综合医院、中医（综合）医院、肿瘤医院、妇产（科）医院、妇幼保健院、儿童医院、口腔医院、眼科医院、心血管病医院、精神病医院、传染病医院、其他专科医院。

（十）医疗机构等级

医疗机构等级指政府主管部门确定的医疗机构级别与评定的医疗机构等次，级别包括一级、二级、三级和未定级，等次包括甲等、乙等、丙等和未定等。

（十一）临床教学基地类型

临床教学基地指为在读医学类院校学生提供临床理论教学、临床见习、实习等用途的医疗机构，分为附属医院、教学医院和实习医院三类。

1.附属医院：隶属于高等医学院校并承担医学专业教学任务的医疗机构。附属医院作为高等医学院校的重要组成部分，是承担医学类专业教学任务的主体，并承担医学类专业理论课教学和临床实习任务。

2.教学医院：与高等医学院校建立稳定教学协作关系、承担医学类专业理论教学和见习、实习任务的医疗机构。教学医院是高等医学院校附属医院不足时的重要教学资源。

3.实习医院：与高等医学院校建立稳定教学协作关系并承担医学类专业实习任务的医疗机构。实习医院是高等医学院校附属医院和教学医院不能满足需要时的重要教学资源。

（十二）住院病区

住院病区是住院患者的临床医疗区域，通常一个住院病区由一个护士站统一管理。

（十三）重症医学科

重症医学科（Intensive Care Unit，ICU）指独立设置的收治危重患者的科室或病区，其人员管理和使用应当独立于其他科室或病区。

（十四）儿科病区

儿科病区指独立设置的收治儿童患者（≤18岁）的病区。

四、数据字典术语解释

（一）数据元素ID

数据元素ID为数据元素在本2022版实施指南中的唯一性标识。

（二）数据元素名称

数据元素名称代表数据元素的名称短语。

（三）数据元素定义

解释数据元素内涵。

（四）关联指标

与某数据元素相关联的护理质量指标。如数据元素"医疗机构实际开放床位数"与"医疗机构床护比"和"病区床护比"两个指标有关。

（五）数据格式

1. 类型：数据元素包含的信息类型。本数据集中包括的数据类型有数值型、字符型、时间型。

- 数值型：阿拉伯数字1、2、3、4等，本数据集中数值型变量统一为≥0的整数。如"统计周期初在院患者数""导尿管留置总日数""住院患者约束日数"等为数值型变量。

- 字符型：包括中文汉字、英文字母、阿拉伯数字和（或）特殊符号（如"-""/"":"）的各类组合，如"院内压力性损伤发生期别"的数据类型为中文汉字和阿拉伯数字的组合（如"1期"），"护士专业技术职称"为中文汉字（如"主管护师"）。

- 时间型：时间格式，包括年、月、日、时、分、秒，在本数据集中统一格式为YYYY-MM-DD HH:MM:SS（日期和时间之间有一英文空格），如"入院时间""出院时间""跌倒发生时间"等。

2. 长度：数据元素允许的字符长度。

如某数值型长度为5，即表示该数据元素仅容纳最多5位阿拉伯数字；字符型长度为5，则表示该数据元素仅容纳最多5个中文、英文、阿拉伯数字和（或）特殊符号的组合；而时间型YYYY-MM-DD HH:MM:SS长度固定为19位。

（六）允许值

指不同数据类型可允许值的范围，以下为不同类型数据元素的允许值。

数值型数据元素的允许值即阿拉伯数字的范围，如"新入院患者总数"允许值为 1 ~ 999 999，表明该数值只能填写 1 ~ 999 999 内的数字。

字符型数据元素可包含中文汉字、英文字母、阿拉伯数字和其他字符，其允许值表示该数据元素允许的内容，可限定具体内容或不限定。如"院内压力性损伤发生期别"限定具体内容，其允许值有 6 个，分别是 1 期、2 期、3 期、4 期、深部组织损伤、不可分期。"病区代码"不限定具体内容，只限定可包含的字符类型，如允许值为阿拉伯数字、英文字母和（或）特殊符号，各医疗机构可根据自己的实际情况采用这三类符号自由组合。

时间型数据元素统一格式为 YYYY-MM-DD HH:MM:SS，其允许值为阿拉伯数字，英文格式下的冒号、连接号和空格，年、月、日、时、分、秒的允许值分别如下。

YYYY：2000 ~ 2100。

MM：01 ~ 12。

DD：01 ~ 31。

HH：00 ~ 23。

MM：00 ~ 59。

SS：00 ~ 59。

（七）建议的数据来源

建议的数据来源，用于帮助数据提取者了解数据元素最有可能的位置或来源，获取数据的来源通常是医疗机构正常运转的某种业务信息系统。除非特殊说明，建议的数据来源按照常见情况而不是重要程度排序。除建议的数据来源外，提取者亦可以从其他可能的来源获取数据。

（八）提取说明

帮助数据提取者和数据提供者理解数据元素提取时面临的常见问题及其解决对策。

（九）提取指南

帮助数据提取者判断获取数据元素的范围。"无"表示没有需要列举的特殊情况。

五、数据元素内容

（一）病区代码（NQDS.G01）

【数据元素 ID】NQDS.G01。

【数据元素名称】病区代码。

【数据元素定义】医疗机构以预先设定的编码规则，用阿拉伯数字、英文字母、特殊符号或它们之间的组合来自行编制本医疗机构实际设置的病区代码。

【关联指标】住院患者住院过程中的所有指标。

【数据格式】

·类型：字符。

·长度：10。

【允许值】

·阿拉伯数字。

·英文字母。

·特殊符号。

【建议的数据来源】

·医疗机构信息系统（Hospital Information System, HIS）。

·电子病历系统（Electronic Medical Record System, EMRS）。

·护理信息系统（Nursing Information System, NIS）。

【提取说明】

·此数据元素是医疗机构实际设置的病区在本医疗机构内部的代码。

·从医疗机构人力资源部门获得医疗机构实际设置的病区代码表（各级医疗机构可以不同）。

【提取指南】

包　含	排　除
无	无

（二）住院患者病案号（NQDS.G02）

【数据元素 ID】NQDS.G02。

【数据元素名称】住院患者病案号。

【数据元素定义】医疗机构以预先设定的编码规则，为患者住院病案编制的代码，是患者住院期间唯一的身份标识符。原则上，同一患者在同一医疗机构多次住院应当使用同一病案号（病历号或住院号）。

【关联指标】住院患者住院过程中的所有指标。

【数据格式】

• 类型：字符。

• 长度：10。

【允许值】

• 阿拉伯数字。

• 英文字母。

• 特殊符号。

【建议的数据来源】

• 病案管理系统。

• HIS。

• EMRS。

• NIS。

【提取说明】

• 医疗机构内不同信息系统中的住院患者病案号应当一致，如果不一致，优先选择病案首页系统记录的住院病案号。

• 若住院病案号在患者出院后赋予，住院期间的指标监测应使用该患者医疗机构规定的住院 ID 号（如住院号）。

【提取指南】

包　含	排　除
无	无

（三）入院时间（NQDS.G03）

【数据元素 ID】NQDS.G03。

【数据元素名称】入院时间。

【数据元素定义】患者办理住院手续时的公元年、月、日和时间的完整描述，本数据元素提取时以病区接收时间为准。

【关联指标】住院患者一次住院过程中的所有指标。

【数据格式】

• 类型：时间（YYYY-MM-DD HH:MM:SS）。

• 长度：19。

【允许值】

• 阿拉伯数字，英文格式下的冒号、连接号、空格。

• YYYY：2000 ～ 2100。

• MM：01 ～ 12。

• DD：01 ～ 31。

• HH：00 ～ 23。

• MM：00 ～ 59。

• SS：00 ～ 59。

【建议的数据来源】

• HIS。

• EMRS。

• NIS。

• 病案管理系统。

【提取说明】

• 以住院患者实际被病区接收的时间为入院时间。

【提取指南】

包　　含	排　　除
无	无

（四）出院时间（NQDS.G04）

【数据元素 ID】NQDS.G04。

【数据元素名称】出院时间。

【数据元素定义】住院患者办理出院手续时的公元年、月、日和时间的完整描述，本数据元素提取时以出院医嘱执行时间为准。

【关联指标】住院患者一次住院过程中的所有指标。

【数据格式】

• 类型：时间（YYYY-MM-DD HH:MM:SS）。

• 长度：19。

【允许值】

• 阿拉伯数字，英文格式下的冒号、连接号、空格。

• YYYY：2000 ～ 2100。

• MM：01 ～ 12。

- DD：01 ～ 31。

- HH：00 ～ 23。

- MM：00 ～ 59。

- SS：00 ～ 59。

【建议的数据来源】

- HIS。

- EMRS。

- NIS。

- 病案管理系统。

【提取说明】

- 住院患者出院时间以出院医嘱执行时间为准。

【提取指南】

包　含	排　除
无	无

（五）转入病区时间（NQDS.G05）

【数据元素 ID】NQDS.G05。

【数据元素名称】转入病区时间。

【数据元素定义】住院患者从其他病区转入本病区的公元年、月、日和时间的完整描述，本数据元素提取时以病区接收患者时间为准。

【关联指标】住院患者在本病区住院过程中的所有指标。

【数据格式】

- 类型：时间（YYYY-MM-DD HH:MM:SS）。

- 长度：19。

【允许值】

- 阿拉伯数字，英文格式下的冒号、连接号、空格。

- YYYY：2000 ～ 2100。

- MM：01 ～ 12。

- DD：01 ～ 31。

- HH：00 ～ 23。

- MM：00 ～ 59。

- SS：00 ～ 59。

【建议的数据来源】

• HIS。

• EMRS。

• NIS。

• 病案管理系统。

【提取说明】

• 以住院患者实际被病区接收的时间为转入病区时间。

【提取指南】

包　含	排　除
无	无

（六）转出病区时间（NQDS.G06）

【数据元素 ID】NQDS.G06。

【数据元素名称】转出病区时间。

【数据元素定义】住院患者从本病区转出到其他病区的公元年、月、日和时间的完整描述，本数据元素提取时以患者实际离开病区的时间为准。

【关联指标】住院患者在本病区住院过程中的所有指标。

【数据格式】

• 类型：时间（YYYY-MM-DD HH:MM:SS）。

• 长度：19。

【允许值】

• 阿拉伯数字，英文格式下的冒号、连接号、空格。

• YYYY：2000 ～ 2100。

• MM：01 ～ 12。

• DD：01 ～ 31。

• HH：00 ～ 23。

• MM：00 ～ 59。

• SS：00 ～ 59。

【建议的数据来源】

• HIS。

• EMRS。

• NIS。

• 病案管理系统。

【提取说明】

• 以住院患者实际离开病区的时间为转出病区时间。

【提取指南】

包　含	排　除
无	无

（七）医疗机构编制床位数（NQDS.S01）

【数据元素 ID】NQDS.S01。

【数据元素名称】医疗机构编制床位数。

【数据元素定义】上级卫生行政部门根据医疗机构规模、医护人员编制，在《医疗机构许可证》中核定和批准的正规病床数。

【关联指标】无关联指标（本书列出主要是为了与医疗机构实际开放床位数相区别）。

【数据格式】

• 类型：数值。

• 长度：5。

【允许值】1 ～ 99 999。

【建议的数据来源】

•《医疗机构许可证》

【提取说明】

• 经上级卫生行政部门核定和批准的床位数。

【提取指南】

包　含	排　除
无	无

（八）医疗机构实际开放床位数（NQDS.S02）

【数据元素 ID】NQDS.S02。

【数据元素名称】医疗机构实际开放床位数。

【数据元素定义】经医疗机构确认，可以常规收治住院患者的床位数。

【关联指标】医疗机构床护比、病区床护比。

【数据格式】

·类型：数值。

·长度：5。

【允许值】1 ～ 99 999。

【建议的数据来源】

·HIS。

·医疗机构统计报表。

【提取说明】

· 医疗机构实际可收治患者的长期固定开放的床位数，不论该床是否被患者占用，都应计算在内。

· 有别于医疗机构经上级卫生行政部门核定和批准的"医疗机构编制床位数"。

· 有别于"实际占用床日数"，"实际占用床日数"指住院患者实际占用的床位日数，以实际使用为纳入标准，包含占用的临时加床日数。

· 本指标除编制床位外，还应计算开放时间≥统计周期 1/2 的加床床位数。

【提取指南】

包　含	排　除
· 编制床位 · 除编制床位外，经医疗机构确认，可以常规收治住院患者的床位 · 除编制床位外，开放时间≥统计周期 1/2 的加床床位	· 急诊抢救床位 · 急诊观察床位 · 手术室床位 · 麻醉恢复室床位 · 血液透析室床位 · 接产室的待产床和接产床 · 母婴同室新生儿床 · 检查床 · 治疗床 · 临时加床

（九）医疗机构执业护士人数（NQDS.S03）

【数据元素 ID】NQDS.S03。

【数据元素名称】医疗机构执业护士人数。

【数据元素定义】医疗机构取得护士执业资格、在本医疗机构注册并在护理岗位工作的护士数量。

【关联指标】医疗机构床护比、不同级别护士配置占比、护士离职率、锐器伤发生率。

【数据格式】

· 类型：数值。

· 长度：5。

【允许值】1 ～ 99 999。

【建议的数据来源】

· HIS。

· NIS。

· 人力资源管理系统。

· 人力资源统计表。

· 护理人员档案管理表。

【提取说明】

· 通过信息系统提取统计周期初和周期末某时点（固定相同时间点统计）在本院注册并在护理岗位工作的执业护士数量。

· 如医疗机构信息系统尚不能便利提取，可通过 Excel 表格汇总护理人力信息报表。

【提取指南】

包　含	排　除
· 临床护理岗位护士 · 护理管理岗位护士 · 其他护理岗位护士 · 护理岗位的返聘护士 · 护理岗位的休假护士	· 非护理岗位护士 · 未取得护士执业资格人员 · 未在本院注册的护士

（十）医疗机构病区执业护士人数（NQDS.S04）

【数据元素 ID】NQDS.S04。

【数据元素名称】医疗机构病区执业护士人数。

【数据元素定义】医疗机构住院病区中取得护士执业资格、在本医疗机构注册并在护理岗位工作的护士数量。

【关联指标】病区床护比。

【数据格式】

· 类型：数值。

· 长度：4。

【允许值】1 ～ 9999。

【建议的数据来源】

· HIS。

· NIS。

· 人力资源管理系统。

· 人力资源统计表。

· 护理人员档案管理表。

【提取说明】

· 通过信息系统提取统计周期初和周期末某时点（固定相同时间点统计）病区所有取得护士执业资格并在护理岗位工作的人员数量。

· 如医疗机构信息系统尚不能便利提取，可通过 Excel 表格汇总护理人力信息报表。

【提取指南】

包　含	排　除
· 病区护理岗位护士 · 病区护士长 · 病区护理岗位的返聘护士 · 病区护理岗位的休假护士	· 非护理岗位护士 · 未取得护士执业资格人员 · 不在病区工作的护士，如门急诊护士、手术室护士、血液透析室护士、助产士、护理部护士等 · 未在本院注册的护士

（十一）护理管理人员人数（NQDS.S05）

【数据元素 ID】NQDS.S05。

【数据元素名称】护理管理人员人数。

【数据元素定义】医疗机构中从事护理管理岗位工作的人员数量。包括医院正式任命的有护理行政职务的人员，以及医院人事部门认定的虽无行政职务，但在护理部从事医院护理管理工作的护理部干事。

【关联指标】护理管理人员占比。

【数据格式】

· 类型：数值。

· 长度：4。

【允许值】1 ~ 9999。

【建议的数据来源】

• HIS。

• NIS。

• 人力资源管理系统。

• 人力资源统计表。

• 护理人员档案管理表。

【提取说明】

• 通过信息系统提取统计周期初和周期末某时点（固定相同时间点统计）医疗机构所有从事护理管理岗位工作的人员数量。

• 如医疗机构信息系统尚不能便利提取，可通过 Excel 表格汇总护理人力信息报表。

【提取指南】

包　含	排　除
• 护理部主任 • 护理部副主任 • 科护士长 • 护士长 • 副护士长 • 护理部干事 • 上述类别相当人员	• 病区责任组长等非专职护理管理人员 • 尚未正式任命的护理管理人员 • 科教处等非护理岗位护士

（十二）重症医学科实际开放床位数（NQDS.S06）

【数据元素 ID】NQDS.S06。

【数据元素名称】重症医学科实际开放床位数。

【数据元素定义】重症医学科实际长期固定开放的床位数，是指经医疗机构确认、可以常规收治住院患者的重症医学科床位数。

【关联指标】重症医学科床护比。

【数据格式】

• 类型：数值。

• 长度：5。

【允许值】1 ~ 99 999。

【建议的数据来源】

• HIS。

• 医疗机构统计报表。

【提取说明】

• 重症医学科指独立设置的收治危重住院患者的科室或病区，其人员管理和使用应当独立于其他科室或病区，包含综合重症监护病房和独立的专科重症监护病房，如呼吸科重症监护病房（Respiratory Intensive Care Unit，RICU）、新生儿重症监护病房（Neonatal Intensive Care Unit，NICU）等，排除科室内部设立的重症监护病床、与其他科室或病区存在人员交叉管理使用的重症监护病区。

• 重症医学科实际可收治住院患者的长期固定开放的床位数，不论该床是否被患者占用，都应计算在内。

• 有别于重症医学科经医院核定和批准的"编制床位数"。

• 有别于"实际占用床日数"，"实际占用床日数"指住院患者实际占用的床位日数，以实际使用为纳入标准，包含占用的临时加床日数。

• 本指标除编制床位外，还应计算开放时间≥统计周期 1/2 的加床床位数。

【提取指南】

包　含	排　除
• 重症医学科编制床位 • 重症医学科除编制床位外，经医疗机构确认、可以常规收治住院患者的床位 • 重症医学科除编制床位外，开放时间≥统计周期 1/2 的加床床位	• 重症医学科临时加床 • 普通病区内部设立的重症监护病床 • 与其他科室或病区存在人员交叉管理使用的重症监护病区

（十三）重症医学科执业护士人数（NQDS.S07）

【数据元素 ID】NQDS.S07。

【数据元素名称】重症医学科执业护士人数。

【数据元素定义】取得护士执业资格、在本医疗机构注册并在重症医学科护理岗位工作的护士数量。

【关联指标】重症医学科床护比。

【数据格式】

• 类型：数值。

• 长度：5。

【允许值】1 ~ 99 999。

【建议的数据来源】

• HIS。

• NIS。

• 人力资源管理系统。

• 人力资源统计表。

• 护理人员档案管理表。

【提取说明】

• 通过信息系统提取统计周期初和周期末某时点（固定相同时间点统计）在本医疗机构注册并在重症医学科护理岗位工作的执业护士数量。

• 如医疗机构信息系统尚不能便利提取，可通过 Excel 表格汇总重症医学科护理人力信息报表。

• 本数据集表述的护士均指执业护士。

【提取指南】

包　含	排　除
• 重症医学科护理岗位护士 • 重症医学科护理管理岗位护士 • 重症医学科护理岗位的返聘护士 • 重症医学科护理岗位的休假护士	• 重症医学科非护理岗位护士 • 重症医学科未取得护士执业资格人员 • 重症医学科未在本院注册的护士

（十四）儿科病区实际开放床位数（NQDS.S08）

【数据元素 ID】NQDS.S08。

【数据元素名称】儿科病区实际开放床位数。

【数据元素定义】儿科病区实际长期固定开放的床位数，是指经医疗机构确认、可以常规收治住院患者的儿科病区床位数。

【关联指标】儿科病区床护比。

【数据格式】

• 类型：数值。

• 长度：5。

【允许值】1 ~ 99 999。

【建议的数据来源】

• HIS。

• 医疗机构统计报表。

【提取说明】

- 儿科病区指独立设置的收治儿童患者（≤18 岁）的病区，其人员管理和使用应当独立于其他科室或病区，包括儿童呼吸、消化、神经、泌尿、血液、内分泌等内外科疾病的儿童病区。
- 儿科病区实际可收治患者的长期固定开放的床位数，不论该床是否被患者占用，都应计算在内。
- 有别于儿科病区经医院核定和批准的"编制床位数"。
- 有别于"实际占用床日数"，"实际占用床日数"指住院患者实际占用的床位日数，以实际使用为纳入标准，包含占用的临时加床日数。
- 本指标除编制床位外，还应计算开放时间≥统计周期 1/2 的加床床位数。

【提取指南】

包　含	排　除
· 儿科病区编制床位 · 儿科病区除编制床位外，经医疗机构确认、可以常规收治住院患者的床位 · 儿科病区除编制床位外，开放时间≥统计周期 1/2 的加床床位	· 儿科病区的临时加床 · 新生儿重症监护病区床位 · 儿科门诊床位 · 儿科急诊床位

（十五）儿科病区执业护士人数（NQDS.S09）

【数据元素 ID】NQDS.S09。

【数据元素名称】儿科病区执业护士人数。

【数据元素定义】取得护士执业资格、在本医疗机构注册并在儿科护理岗位工作的护士数量。

【关联指标】儿科病区床护比。

【数据格式】

- 类型：数值。
- 长度：5。

【允许值】1 ～ 99 999。

【建议的数据来源】

- HIS。
- NIS。
- 人力资源管理系统。

• 人力资源统计表。

• 护理人员档案管理表。

【提取说明】

• 通过信息系统提取统计周期初和周期末某时点（固定相同时间点统计）在本院注册并在儿科护理岗位工作的执业护士数量。

• 如医疗机构信息系统尚不能便利提取，可通过 Excel 表格汇总儿科护理人力信息报表。

• 本数据集表述的护士均指执业护士。

【提取指南】

包 含	排 除
• 儿科护理岗位护士	• 儿科非护理岗位护士
• 儿科护理管理岗位护士	• 儿科未取得护士执业资格人员
• 儿科护理岗位的返聘护士	• 儿科未在本院注册的护士
• 儿科护理岗位的休假护士	

（十六）白班责任护士数（NQDS.S10）

【数据元素 ID】NQDS.S10。

【数据元素名称】白班责任护士数。

【数据元素定义】统计周期内，医疗机构白班时段内直接护理患者的护士人力之和。因各医疗机构护理班次存在差异，统计时以 8 小时为一个标准班次时长，责任护士每工作 8 小时计为 1 名责任护士人力。

【关联指标】平均每天护患比、白班平均护患比。

【数据格式】

• 类型：数值。

• 长度：6。

【允许值】1 ～ 999 999。

【建议的数据来源】

• 护理排班系统。

• NIS。

• 护理人员排班表。

【提取说明】

• 白班的起止时间依据本院的班次安排时间而定，全院应统一，医疗机构间可以不同。

- 责任护士为统计周期内，直接护理住院患者的护士。一般情况下护士长不计算在内，如护士长承担了责任护士的工作时则应计算在内。
- 以 8 小时为标准工作时长，责任护士在白班时段内每工作 8 小时计算为 1 名责任护士人力。若某医疗机构白班时段为 8:00 ～ 18:00，以一个班次为例，如果 1 名责任护士在白班时段（8:00 ～ 18:00）内的工作时间为 10 小时，计算为 1.25 名白班责任护士人力（10÷8=1.25）；如果 1 名责任护士在白班时段内的工作时间为 4 小时，计算为 0.5 名白班责任护士人力（4÷8=0.5）；依此累计统计周期内医疗机构每天的白班责任护士人力之和。

【提取指南】

包　含	排　除
• 白班直接护理患者的护士	• 治疗护士 • 办公班护士 • 配药护士 • 护士长 • 其他非直接护理患者的护士

（十七）白班护理患者数（NQDS.S11）

【数据元素 ID】NQDS.S11。

【数据元素名称】白班护理患者数。

【数据元素定义】统计周期内，医疗机构白班时段内责任护士护理的住院患者工作量。因各医疗机构护理班次存在差异，统计时以 8 小时为 1 个标准班次时长，患者每被护理 8 小时计为 1 名护理患者工作量。

【关联指标】平均每天护患比、白班平均护患比。

【数据格式】

• 类型：数值。

• 长度：7。

【允许值】1 ～ 9 999 999。

【建议的数据来源】

• HIS。

• NIS。

• 医疗机构统计报表。

【提取说明】

- 白班时长为医疗机构规定的白班起止时间之差。白班的起止时间依据本院的班次安排时间而定，全院应统一，医疗机构间可以不同。白班起止时间规定后，白班时长为固定值。若某医疗机构白班 8:00～18:00，则白班时长为 10 小时。

- 以 1 天为例，白班护理患者数 =（白班接班时在院患者数 + 白班时段内新入患者数）×（白班时长 ÷8）。统计周期内白班护理患者总数，需累计统计周期内每天白班护理患者数。

【提取指南】

包　含	排　除
• 白班所有办理住院手续的患者	• 办理住院手续但实际未到达病区即撤销住院手续或退院的患者 • 母婴同室新生儿

（十八）夜班责任护士数（NQDS.S12）

【数据元素 ID】NQDS.S12。

【数据元素名称】夜班责任护士数。

【数据元素定义】统计周期内，医疗机构夜班时段内直接护理患者的护士人力总和。因各医疗机构护理班次存在差异，统计时以 8 小时为 1 个标准班次时长，责任护士每工作 8 小时计为 1 名责任护士人力。

【关联指标】平均每天护患比、夜班平均护患比。

【数据格式】

- 类型：数值。

- 长度：6。

【允许值】1～999 999。

【建议的数据来源】

- 护理排班系统。

- NIS。

- 护理人员排班表。

【提取说明】

- 夜班的起止时间依据本院的班次安排时间而定，夜班不需分大夜班、小夜班，统一计算为夜班。全院应统一，医疗机构间可以不同。

- 责任护士为统计周期内，直接护理患者的护士。一般情况下护士长不计算在内，如护士长承担了责任护士的工作时则应计算在内。
- 以 8 小时为标准工作时长，责任护士在夜班时段内每工作 8 小时计算为 1 名责任护士人力。若某医疗机构白班 8:00 ～ 18:00，则夜班为 18:00 ～次日 8:00。以 1 个班次为例，如果 1 名责任护士在夜班时段（18:00 ～次日 8:00）内的工作时间为 4 小时，计算为 0.5 名夜班责任护士人力（4÷8=0.5）；如果 1 名护士在夜班时段的工作时间为 12 小时，则计算为 1.5 名夜班责任护士人力（12÷8=1.5）。依此累计统计周期内医疗机构每天的夜班责任护士数之和。

【提取指南】

包　含	排　除
• 夜班直接护理患者的护士	• 治疗护士 • 办公班护士 • 配药护士 • 护士长 • 其他非直接护理患者的护士

（十九）夜班护理患者数（NQDS.S13）

【数据元素 ID】NQDS.S13。

【数据元素名称】夜班护理患者数。

【数据元素定义】夜班护理患者数，指统计周期内，医疗机构夜班时段内责任护士护理的住院患者工作量。因各医疗机构护理班次存在差异，统计时以 8 小时为 1 个标准班次时长，患者每被护理 8 小时计为 1 名护理患者工作量。

【关联指标】平均每天护患比、夜班平均护患比。

【数据格式】

- 类型：数值。
- 长度：7。

【允许值】1 ～ 9 999 999。

【建议的数据来源】

- HIS。
- NIS。
- 医疗机构统计报表。

【提取说明】

- 夜班时长为医疗机构规定的夜班起止时间之差。夜班的起止时间依据本院的班次安排时间而定，夜班不需分大夜班、小夜班，统一计算为夜班。全院应统一，医疗机构间可以不同。夜班起止时间规定后，夜班时长为固定值。若某医疗机构白班 8:00 ~ 18:00，则夜班 18:00 ~ 次日 8:00，夜班时长为 14 小时。
- 以 1 天为例，夜班护理患者数 =（夜班接班时在院患者数 + 夜班时段内新入患者数）×（夜班时长 ÷8）。统计周期内夜班护理患者总数，需累计统计周期内每天夜班护理患者数。

【提取指南】

包 含	排 除
• 夜班所有办理住院手续的患者	• 办理住院手续但实际未到达病区即撤销住院手续或退院的患者 • 母婴同室新生儿

（二十）某时点住院患者数（NQDS.S14）

【数据元素 ID】NQDS.S14。

【数据元素名称】某时点住院患者数。

【数据元素定义】指医疗机构进行时点调查时，病区的住院患者总数。

【关联指标】住院患者压力性损伤现患率、住院患者 2 期及以上压力性损伤现患率。

【数据格式】

- 类型：数值。
- 长度：6。

【允许值】1 ~ 999 999。

【建议的数据来源】

- HIS。
- NIS。
- 现患率调查工作表。

【提取说明】

- 调查范围为住院病区。时点调查是横断面调查，此处的住院患者数为调查此时此刻病区住院患者人数之和，直接统计人数，无须公式换算。

【提取指南】

包　含	排　除
无	无

（二十一）某时点责任护士数（NQDS.S15）

【数据元素 ID】NQDS.S15。

【数据元素名称】某时点责任护士数。

【数据元素定义】指医疗机构进行时点调查时，直接护理患者的护士数总和。

【关联指标】时点调查护患比。

【数据格式】

·类型：数值。

·长度：6。

【允许值】1 ～ 999 999。

【建议的数据来源】

·护理排班系统。

·NIS。

·护理人员排班表。

【提取说明】

·责任护士为统计周期内，直接护理患者的护士。一般情况下护士长不计算在内，如护士长承担了责任护士的工作时则应计算在内。

·时点调查是横断面调查，此处的责任护士数为调查此时此刻正在上班的责任护士人数，直接统计人数，无须公式换算。

【提取指南】

包　含	排　除
·直接护理患者的护士	·治疗护士
	·办公班护士
	·配药护士
	·护士长
	·其他非直接护理患者的护士

（二十二）病区执业护士实际上班小时数（NQDS.S16）

【数据元素 ID】NQDS.S16。

【数据元素名称】病区执业护士实际上班小时数。

【数据元素定义】统计周期内，医疗机构住院病区内所有执业护士实际上班的小时数之和。

【关联指标】每住院患者 24 小时平均护理时数。

【数据格式】

• 类型：数值。

• 长度：8。

【允许值】1 ～ 99 999 999。

【建议的数据来源】

• 护理排班系统。

• NIS。

• 护理人员排班表。

【提取说明】

• 统计周期内病区所有执业护士实际上班小时数。

【提取指南】

包　含	排　除
• 病区护士上班小时数 • 病区护士长上班小时数 • 病区返聘护士上班小时数 • 规培 / 进修人员执业资格注册地点变更到本医疗机构的护士上班小时数	• 未取得护士执业资格人员上班小时数 • 手术室、门诊等非住院病区护士上班小时数 • 未在本院注册的护士

（二十三）住院患者实际占用床日数（NQDS.S17）

【数据元素 ID】NQDS.S17。

【数据元素名称】住院患者实际占用床日数。

【数据元素定义】统计周期内，医疗机构住院病区每天 0 点住院患者实际占用的床日数总和。

【关联指标】每住院患者 24 小时平均护理时数、住院患者跌倒发生率、住院患者身体约束率、护理级别占比。

【数据格式】

• 类型：数值。

• 长度：8。

【允许值】1 ～ 99 999 999。

【建议的数据来源】

· HIS。

· NIS。

· 医疗机构统计报表。

【提取说明】

· 累计统计周期内，医疗机构住院病区每天 0 点住院患者实际占用的床日数，即各住院病区每天 0 点住院患者总数。

· 患者入院后于当日 24 点以前出院的或死亡的，应作为实际占用床位 1 日统计。

【提取指南】

包　含	排　除
· 占用的正规病床日数 · 占用的临时加床日数	· 占用的急诊抢救床日数 · 占用的急诊观察床日数 · 占用的手术室床日数 · 占用的麻醉恢复室床日数 · 占用的血液透析室床日数 · 占用的接产室的待产床和接产床床日数 · 占用的母婴同室新生儿床日数 · 占用的检查床床日数 · 占用的治疗床床日数

（二十四）特级护理患者占用床日数（NQDS.S18）

【数据元素 ID】NQDS.S18。

【数据元素名称】特级患者实际占用床日数。

【数据元素定义】统计周期内，医疗机构住院病区每天 0 点特级护理患者实际占用的床日数总和。

【关联指标】特级护理占比。

【数据格式】

· 类型：数值。

· 长度：8。

【允许值】1 ～ 99 999 999。

【建议的数据来源】

· HIS。

• NIS。

• 医疗机构统计报表。

【提取说明】

• 累计统计周期内，医疗机构住院病区每天 0 点特级护理患者实际占用的床日数，即统计各住院病区每天 0 点特级护理患者总数。同一患者 1 天内护理级别有变化时，只能计算 1 次。入院后于当日 24 点以前出院或死亡的患者（如日间病区患者），统计当日最高护理级别。

• 护理级别的划分根据国家行业标准《护理分级》制定，包括特级护理、一级护理、二级护理和三级护理共 4 类。个别医疗机构护理级别名称与上述分类不一致，在计算此指标时应根据《护理分级》标准对应至相应护理级别再进行计算。

【提取指南】

包　含	排　除
• 特级护理患者占用床日数	• 一级护理患者占用床日数 • 二级护理患者占用床日数 • 三级护理患者占用床日数

（二十五）一级护理患者占用床日数（NQDS.S19）

【数据元素 ID】NQDS.S19。

【数据元素名称】一级护理患者占用床日数。

【数据元素定义】统计周期内，医疗机构住院病区每天 0 点一级护理患者实际占用的床日数总和。

【关联指标】一级护理占比。

【数据格式】

• 类型：数值。

• 长度：8。

【允许值】1 ～ 99 999 999。

【建议的数据来源】

• HIS。

• NIS。

• 医疗机构统计报表。

【提取说明】

- 累计统计周期内，医疗机构住院病区每天 0 点一级护理患者实际占用的床日数，即统计各住院病区每天 0 点一级护理患者总数。同一患者 1 天内护理级别有变化时，只能计算 1 次。入院后于当日 24 点以前出院或死亡的患者（如日间病区患者），统计当日最高护理级别。

- 护理级别的划分根据国家行业标准《护理分级》制定，包括特级护理、一级护理、二级护理和三级护理共 4 类。个别医疗机构护理级别名称与上述分类不一致，在计算此指标时应根据《护理分级》标准对应至相应护理级别再进行计算。

【提取指南】

包　含	排　除
• 一级护理患者占用床日数	• 特级护理患者占用床日数 • 二级护理患者占用床日数 • 三级护理患者占用床日数

（二十六）二级护理患者占用床日数（NQDS.S20）

【数据元素 ID】NQDS.S20。

【数据元素名称】二级护理患者占用床日数。

【数据元素定义】统计周期内，医疗机构住院病区每天 0 点二级护理患者实际占用的床日数总和。

【关联指标】二级护理占比。

【数据格式】

• 类型：数值。

• 长度：8。

【允许值】1 ～ 99 999 999。

【建议的数据来源】

• HIS。

• NIS。

• 医疗机构统计报表。

【提取说明】

- 累计统计周期内，医疗机构住院病区每天 0 点二级护理患者实际占用的床日数，即统计各住院病区每天 0 点二级护理患者总数。同一患者 1 天内护理级别有变化时，只能计算 1 次。入院后于当日 24 点以前出院或死亡的患者（如日间病区患者），统计当日最高护理级别。

- 护理级别的划分根据国家行业标准《护理分级》制定，包括特级护理、一级护理、二级护理和三级护理共 4 类。个别医疗机构护理级别名称与上述分类不一致，在计算此指标时应根据《护理分级》标准对应至相应护理级别再进行计算。

【提取指南】

包　含	排　除
• 二级护理患者占用床日数	• 特级护理患者占用床日数 • 一级护理患者占用床日数 • 三级护理患者占用床日数

（二十七）三级护理患者占用床日数（NQDS.S21）

【数据元素 ID】NQDS.S21。

【数据元素名称】三级护理患者占用床日数。

【数据元素定义】统计周期内，医疗机构住院病区每天 0 点三级护理患者实际占用的床日数总和。

【关联指标】三级护理占比。

【数据格式】

- 类型：数值。
- 长度：8。

【允许值】1 ~ 99 999 999。

【建议的数据来源】

- HIS。
- NIS。
- 医疗机构统计报表。

【提取说明】

- 累计统计周期内，医疗机构住院病区每天 0 点三级护理患者实际占用的床日数，即统计各住院病区每天 0 点三级护理患者总数。同一患者 1 天内护理级别有变化时，只能计算 1 次。入院后于当日 24 点以前出院或死亡的患者（如日间病区患者），统计当日最高护理级别。
- 护理级别的划分根据国家行业标准《护理分级》制定，包括特级护理、一级护理、二级护理和三级护理共 4 类。个别医疗机构护理级别名称与上述分类不一致，在计算此指标时应根据《护理分级》标准对应至相应护理级别再进行计算。

【提取指南】

包　含	排　除
• 三级护理患者占用床日数	• 特级护理患者占用床日数 • 一级护理患者占用床日数 • 二级护理患者占用床日数

（二十八）住院新生儿实际占用床日数（NQDS.S22）

【数据元素 ID】NQDS.S22。

【数据元素名称】住院新生儿实际占用床日数。

【数据元素定义】统计周期内，医疗机构住院病区每天 0 点住院新生儿实际占用的床日数总和。

【关联指标】新生儿院内尿布皮炎发生率。

【数据格式】

• 类型：数值。

• 长度：8。

【允许值】1 ～ 99 999 999。

【建议的数据来源】

• HIS。

• NIS。

• 医疗机构统计报表。

【提取说明】

• 累计统计周期内，医疗机构住院病区每天 0 点住院新生儿实际占用的床日数，即统计各住院病区每天 0 点住院新生儿总数。

• 新生儿入院当日 24 点以前出院或死亡，应作为实际占用床位 1 日统计。

【提取指南】

包　含	排　除
• 住院新生儿（出生≤ 28 天）占用床日数 • 入院时日龄≤ 28 天的新生儿占用床日数（含本次住院期间日龄超过 28 天后占用床日数）	• 母婴同室新生儿

（二十九）统计周期初在院患者数（NQDS.S23）

【数据元素 ID】NQDS.S23。

【数据元素名称】统计周期初在院患者数。

【数据元素定义】统计周期初医疗机构住院病区在院患者数之和。

【关联指标】住院患者院内压力性损伤发生率。

【数据格式】

• 类型：数值。

• 长度：6。

【允许值】1 ～ 999 999。

【建议的数据来源】

• HIS。

• NIS。

• 医疗机构统计报表。

【提取说明】

• 统计周期初某时点（固定相同时间点统计）医疗机构住院病区在院患者数之和。如某医疗机构 2022 年 4 月 1 日 0:00 该医疗机构病区住院患者1000 人，则该医疗机构 2022 年第 2 季度期初在院患者数为 1000。

【提取指南】

包　含	排　除
• 所有办理住院手续的患者	• 办理住院手续但实际未到达病区即撤销住院手续或退院的患者

（三十）新入院患者总数（NQDS.S24）

【数据元素 ID】NQDS.S24。

【数据元素名称】新入院患者总数。

【数据元素定义】统计周期内医疗机构住院病区新入院患者数之和。

【关联指标】住院患者院内压力性损伤发生率。

【数据格式】

• 类型：数值。

• 长度：6。

【允许值】1 ～ 999 999。

【建议的数据来源】

· HIS。

· NIS。

· 医疗机构统计报表。

【提取说明】

· 统计周期内医疗机构住院病区新办理住院手续的患者数之和。如某医疗机构 2022 年 4 月 1 日 0:00 至 2022 年 6 月 30 日 24:00 病区新入院患者总数为 500 人，该医疗机构 2022 年第 2 季度新入院患者总数即为 500。

· 病区统计时，新入院患者包含转入和入院；统计全院病区新入院患者数时，不需要统计转入患者。

【提取指南】

包　含	排　除
· 统计周期内所有新办理住院手续的患者	· 办理住院手续但实际未到达病区即撤销住院手续或退院的患者

（三十一）入 ICU 患者总数（NQDS.S25）

【数据元素 ID】NQDS.S25。

【数据元素名称】入 ICU 患者总数。

【数据元素定义】统计周期内 ICU 入科患者数之和。

【关联指标】ICU APACHE Ⅱ 评分 ≥ 15 分患者占比。

【数据格式】

· 类型：数值。

· 长度：6。

【允许值】1 ～ 999 999。

【建议的数据来源】

· HIS。

· NIS。

· 医疗机构统计报表。

【提取说明】

· 统计周期内 ICU 病区新办理住院手续和转入患者数之和。

【提取指南】

包　含	排　除
• 统计周期内新办理 ICU 住院手续的患者 • 统计周期内转入 ICU 的患者	• 办理 ICU 住院手续但实际未到达病区即撤销住院手续或退院的患者

（三十二）护士工作年限（NQDS.S26）

【数据元素 ID】NQDS.S26。

【数据元素名称】护士工作年限。

【数据元素定义】指护士注册后并从事护理工作算起（满 12 个月算 1 年）到某时点的累计工作年限，包括护士在其他医疗机构的工作年限。

【关联指标】不同级别护士配置占比、护士离职率。

【数据格式】

• 类型：数值。

• 长度：2。

【允许值】0 ~ 99。

【建议的数据来源】

• HIS。

• NIS。

• 人力资源管理系统。

• 人力资源统计表。

• 护理人员档案管理表。

【提取说明】

• 工作年限从护士注册后并从事护理工作算起（满 12 个月算 1 年）。

【提取指南】

包　含	排　除
• 护士在本医疗机构的工作年限 • 护士在其他医疗机构的工作年限	无

（三十三）＜ 1 年资护士人数（NQDS.S27）

【数据元素 ID】NQDS.S27。

【数据元素名称】＜ 1 年资护士人数。

【数据元素定义】医疗机构中在护理岗位工作的＜1 年资的执业护士人数。

【关联指标】不同级别护士配置占比、护士离职率。

【数据格式】

• 类型：数值。

• 长度：4。

【允许值】0 ～ 9999。

【建议的数据来源】

• HIS。

• NIS。

• 人力资源管理系统。

• 人力资源统计表。

• 护理人员档案管理表。

【提取说明】

• 工作年限从护士注册后并从事护理工作算起（满 12 个月算 1 年），包括护士在其他医疗机构的工作年限。

【提取指南】

包　含	排　除
无	无

（三十四）1 ≤ y ＜ 2 年资护士人数（NQDS.S28）

【数据元素 ID】NQDS.S28。

【数据元素名称】1 ≤ y ＜ 2 年资护士人数。

【数据元素定义】医疗机构中在护理岗位工作的 1 ≤ y ＜ 2 年资执业护士人数。

【关联指标】不同级别护士配置占比、护士离职率。

【数据格式】

• 类型：数值。

• 长度：4。

【允许值】0 ～ 9999。

【建议的数据来源】

• HIS。

• NIS。

- 人力资源管理系统。
- 人力资源统计表。
- 护理人员档案管理表。

【提取说明】

- 工作年限从护士注册后并从事护理工作算起（满 12 个月算 1 年），包括护士在其他医疗机构的工作年限。

【提取指南】

包　含	排　除
无	无

（三十五）2 ≤ y < 5 年资护士人数（NQDS.S29）

【数据元素 ID】NQDS.S29。

【数据元素名称】2 ≤ y < 5 年资护士人数。

【数据元素定义】医疗机构中在护理岗位工作的 2 ≤ y < 5 年资执业护士人数。

【关联指标】不同级别护士配置占比、护士离职率。

【数据格式】

- 类型：数值。
- 长度：4。

【建议的数据来源】

- HIS。
- NIS。
- 人力资源管理系统。
- 人力资源统计表。
- 护理人员档案管理表。

【提取说明】

- 工作年限从护士注册后并从事护理工作算起（满 12 个月算 1 年），包括护士在其他医疗机构的工作年限。

【提取指南】

包　含	排　除
无	无

（三十六）5 ≤ y < 10 年资护士人数（NQDS.S30）

【数据元素 ID】NQDS.S30。

【数据元素名称】5 ≤ y < 10 年资护士人数。

【数据元素定义】医疗机构中在护理岗位工作的 5 ≤ y < 10 年资执业护士人数。

【关联指标】不同级别护士配置占比、护士离职率。

【数据格式】

• 类型：数值。

• 长度：4。

【允许值】0 ～ 9999。

【建议的数据来源】

• HIS。

• NIS。

• 人力资源管理系统。

• 人力资源统计表。

• 护理人员档案管理表。

【提取说明】

• 工作年限从护士注册后并从事护理工作算起（满 12 个月算 1 年），包括护士在其他医疗机构的工作年限。

【提取指南】

包 含	排 除
无	无

（三十七）10 ≤ y < 20 年资护士人数（NQDS.S31）

【数据元素 ID】NQDS.S31。

【数据元素名称】10 ≤ y < 20 年资护士人数。

【数据元素定义】医疗机构中在护理岗位工作的 10 ≤ y < 20 年资执业护士人数。

【关联指标】不同级别护士配置占比、护士离职率。

【数据格式】

• 类型：数值。

• 长度：4。

【允许值】0 ～ 9999。

【建议的数据来源】

· HIS。

· NIS。

· 人力资源管理系统。

· 人力资源统计表。

· 护理人员档案管理表。

【提取说明】

· 工作年限从护士注册后并从事护理工作算起（满 12 个月算 1 年），包括护士在其他医疗机构的工作年限。

【提取指南】

包　含	排　除
无	无

（三十八）≥ 20 年资护士人数（NQDS.S32）

【数据元素 ID】NQDS.S32。

【数据元素名称】≥ 20 年资护士人数。

【数据元素定义】医疗机构中在护理岗位工作的 ≥ 20 年资执业护士人数。

【关联指标】不同级别护士配置占比、护士离职率。

【数据格式】

· 类型：数值。

· 长度：4。

【允许值】0 ～ 9999。

【建议的数据来源】

· HIS。

· NIS。

· 人力资源管理系统。

· 人力资源统计表。

· 护理人员档案管理表。

【提取说明】

· 工作年限从护士注册后并从事护理工作算起（满 12 个月算 1 年），包括护士在其他医疗机构的工作年限。

【提取指南】

包 含	排 除
无	无

（三十九）ICU 科室工作年限 < 1 年护士人数（NQDS.S33）

【数据元素 ID】NQDS.S33。

【数据元素名称】ICU 科室工作年限 < 1 年护士人数。

【数据元素定义】医疗机构中在 ICU 科室工作的 < 1 年资的执业护士人数。

【关联指标】不同工作年限护士占比。

【数据格式】

• 类型：数值。

• 长度：4。

【允许值】0 ～ 9999。

【建议的数据来源】

• HIS。

• NIS。

• 人力资源管理系统。

• 人力资源统计表。

• 护理人员档案管理表。

【提取说明】

• ICU 指独立设置的收治危重患者的科室或病区，其人员管理和使用应当独立于其他科室或病区，包含综合重症监护病房、独立的专科重症监护病房（如呼吸科重症监护病房、新生儿重症监护病房等）；排除科室内部设立的重症监护病床、与其他科室或病区存在人员交叉管理使用的重症监护病区。

• ICU 科室工作年限统计以护士注册后并在本院重症监护类科室连续工作为准、每满 12 个月算 1 年。在本院重症监护类科室工作中断不足 1 年的视为连续工作，中断超过 1 年的应将中断年限扣除。排除在其他医院 ICU 的工作年限。

【提取指南】

包 含	排 除
无	• 在本院重症监护类科室工作中断超过 1 年 • 在其他医院 ICU 的工作年限

（四十）ICU 科室工作年限 1 ≤ y ＜ 2 年护士人数（NQDS.S34）

【数据元素 ID】NQDS.S34。

【数据元素名称】ICU 科室工作年限 1 ≤ y ＜ 2 年护士人数。

【数据元素定义】医疗机构中在 ICU 科室工作的 1 ≤ y ＜ 2 年资执业护士人数。

【关联指标】不同工作年限护士占比。

【数据格式】

• 类型：数值。

• 长度：4。

【允许值】0 ～ 9999。

【建议的数据来源】

• HIS。

• NIS。

• 人力资源管理系统。

• 人力资源统计表。

• 护理人员档案管理表。

【提取说明】

• ICU 指独立设置的收治危重患者的科室或病区，其人员管理和使用应当独立于其他科室或病区，包含综合重症监护病房、独立的专科重症监护病房（如呼吸科重症监护病房、新生儿重症监护病房等）；排除科室内部设立的重症监护病床、与其他科室或病区存在人员交叉管理使用的重症监护病区。

• ICU 科室工作年限统计以护士注册后并在本院重症监护类科室连续工作为准、每满 12 个月算 1 年。在本院重症监护类科室工作中断不足 1 年的视为连续工作，中断超过 1 年的应将中断年限扣除。排除在其他医院 ICU 的工作年限。

【提取指南】

包　含	排　除
无	• 在本院重症监护类科室工作中断超过 1 年 • 在其他医院 ICU 的工作年限

（四十一）ICU 科室工作年限 2 ≤ y < 5 年护士人数（NQDS.S35）

【数据元素 ID】NQDS.S35。

【数据元素名称】ICU 科室工作年限 2 ≤ y < 5 年护士人数。

【数据元素定义】医疗机构中在 ICU 科室工作年限 2 ≤ y < 5 年资执业护士人数。

【关联指标】不同工作年限护士占比。

【数据格式】

· 类型：数值。

· 长度：4。

【允许值】0 ~ 9999。

【建议的数据来源】

· HIS。

· NIS。

· 人力资源管理系统。

· 人力资源统计表。

· 护理人员档案管理表。

【提取说明】

· ICU 指独立设置的收治危重患者的科室或病区，其人员管理和使用应当独立于其他科室或病区，包含综合重症监护病房、独立的专科重症监护病房（如呼吸科重症监护病房、新生儿重症监护病房等）；排除科室内部设立的重症监护病床、与其他科室或病区存在人员交叉管理使用的重症监护病区。

· ICU 科室工作年限统计以护士注册后并在本院重症监护类科室连续工作为准、每满 12 个月算 1 年。在本院重症监护类科室工作中断不足 1 年的视为连续工作，中断超过 1 年的应将中断年限扣除。排除在其他医院 ICU 的工作年限。

【提取指南】

包　含	排　除
无	· 在本院重症监护类科室工作中断超过 1 年 · 在其他医院 ICU 的工作年限

（四十二）ICU 科室工作年限 ≥ 5 年护士人数（NQDS.S36）

【数据元素 ID】NQDS.S36。

【数据元素名称】ICU 科室工作年限 ≥ 5 年护士人数。

【数据元素定义】医疗机构中在 ICU 科室工作年限 ≥ 5 年资执业护士人数。

【关联指标】不同工作年限护士占比。

【数据格式】

• 类型：数值。

• 长度：4。

【允许值】0 ～ 9999。

【建议的数据来源】

• HIS。

• NIS。

• 人力资源管理系统。

• 人力资源统计表。

• 护理人员档案管理表。

【提取说明】

• ICU 指独立设置的收治危重患者的科室或病区，其人员管理和使用应当独立于其他科室或病区，包含综合重症监护病房、独立的专科重症监护病房（如呼吸科重症监护病房、新生儿重症监护病房等）；排除科室内部设立的重症监护病床、与其他科室或病区存在人员交叉管理使用的重症监护病区。

• ICU 科室工作年限统计以护士注册后并在本院重症监护类科室连续工作为准、每满 12 个月算 1 年。在本院重症监护类科室工作中断不足 1 年的视为连续工作，中断超过 1 年的应将中断年限扣除。排除在其他医院 ICU 的工作年限。

【提取指南】

包　含	排　除
无	• 在本院重症监护类科室工作中断超过 1 年 • 在其他医院 ICU 的工作年限

（四十三）护士专业技术职称（NQDS.S37）

【数据元素 ID】NQDS.S37。

【数据元素名称】护士专业技术职称。

【数据元素定义】指执业护士已取得并被医疗机构聘用的最高级别专业技术资格。

【关联指标】不同级别护士配置占比、护士离职率。

【数据格式】

· 类型：字符。

· 长度：5。

【允许值】

· 初级（士）。

· 初级（师）。

· 主管护师。

· 副主任护师。

· 主任护师。

【建议的数据来源】

· HIS。

· NIS。

· 人力资源管理系统。

· 人力资源统计表。

· 护理人员档案管理表。

【提取说明】

· 以取得相应专业技术资格证书并被所在医疗机构聘用为准。

【提取指南】

包　含	排　除
无	· 未取得相应专业技术资格证书 · 已取得相应专业技术资格证书但医疗机构未聘用

（四十四）初级护士职称人数（NQDS.S38）

【数据元素 ID】NQDS.S38。

【数据元素名称】初级护士职称人数。

【数据元素定义】指医疗机构中取得初级（士）专业技术资格证书的执业护士数量。

【关联指标】不同级别护士配置占比、护士离职率。

【数据格式】

• 类型：数值。

• 长度：4。

【允许值】0 ～ 9999。

【建议的数据来源】

• HIS。

• NIS。

• 人力资源管理系统。

• 人力资源统计表。

• 护理人员档案管理表。

【提取说明】

• 取得初级（士）专业技术资格证书的执业护士。

【提取指南】

包 含	排 除
• 取得初级（士）专业技术资格证书	• 非护理岗位人员

（四十五）初级护师职称人数（NQDS.S39）

【数据元素 ID】NQDS.S39。

【数据元素名称】初级护师职称人数。

【数据元素定义】指医疗机构中取得初级（师）专业技术资格证书并被医疗机构聘用的执业护士数量。

【关联指标】不同级别护士配置占比、护士离职率。

【数据格式】

• 类型：数值。

• 长度：4。

【允许值】0 ～ 9999。

【建议的数据来源】

• HIS。

• NIS。

• 人力资源管理系统。

• 人力资源统计表。

• 护理人员档案管理表。

【提取说明】

· 取得初级（师）专业技术资格证书，并被医疗机构聘用的执业护士。

【提取指南】

包　含	排　除
· 取得初级（师）专业技术资格证书并被医疗机构聘用	· 非护理岗位人员 · 已取得初级（师）专业技术资格但医疗机构未聘用

（四十六）主管护师职称人数（NQDS.S40）

【数据元素 ID】NQDS.S40。

【数据元素名称】主管护师职称人数。

【数据元素定义】指在医疗机构中取得主管护师专业技术资格并被医疗机构聘用的执业护士数量。

【关联指标】不同级别护士配置占比、护士离职率。

【数据格式】

· 类型：数值。

· 长度：4。

【允许值】0 ～ 9999。

【建议的数据来源】

· HIS。

· NIS。

· 人力资源管理系统。

· 人力资源统计表。

· 护理人员档案管理表。

【提取说明】

· 取得主管护师专业技术资格证书，并被医疗机构聘用的执业护士。

【提取指南】

包　含	排　除
· 取得主管护师专业技术资格证书并被医疗机构聘用	· 非护理岗位人员 · 已取得主管护师专业技术资格但医疗机构未聘用

（四十七）副主任护师职称人数（NQDS.S41）

【数据元素 ID】NQDS.S41。

【数据元素名称】副主任护师职称人数。

【数据元素定义】指在医疗机构中取得副主任护师专业技术资格并被医疗机构聘用的执业护士数量。

【关联指标】不同级别护士配置占比、护士离职率。

【数据格式】

• 类型：数值。

• 长度：3。

【允许值】0 ～ 999。

【建议的数据来源】

• HIS。

• NIS。

• 人力资源管理系统。

• 人力资源统计表。

• 护理人员档案管理表。

【提取说明】

• 取得副主任护师专业技术资格证书，并被医疗机构聘用的执业护士。

【提取指南】

包　含	排　除
• 取得副主任护师专业技术资格证书并被医疗机构聘用	• 非护理岗位人员 • 已取得副主任护师专业技术资格但医疗机构未聘用

（四十八）主任护师职称人数（NQDS.S42）

【数据元素 ID】NQDS.S42。

【数据元素名称】主任护师职称人数。

【数据元素定义】指在医疗机构中取得主任护师专业技术资格并被医疗机构聘用的执业护士数量。

【关联指标】不同级别护士配置占比、护士离职率。

【数据格式】

· 类型：数值。

· 长度：3。

【允许值】0 ～ 999。

【建议的数据来源】

· HIS。

· NIS。

· 人力资源管理系统。

· 人力资源统计表。

· 护理人员档案管理表。

【提取说明】

· 取得主任护师专业技术资格证书，并被医疗机构聘用的执业护士。

【提取指南】

包　含	排　除
· 取得主任护师专业技术资格证书并被医疗机构聘用	· 非护理岗位人员 · 取得主任护师专业技术资格但医疗机构未聘用

（四十九）护士最高学历（NQDS.S43）

【数据元素 ID】NQDS.S43。

【数据元素名称】护士最高学历。

【数据元素定义】指执业护士已取得的最高学历证书。

【关联指标】不同级别护士配置占比、护士离职率。

【数据格式】

· 类型：字符。

· 长度：7。

【允许值】

· 中专学历。

· 大专学历。

· 本科学历。

· 硕士研究生学历。

· 博士研究生学历。

【建议的数据来源】

• HIS。

• NIS。

• 人力资源管理系统。

• 人力资源统计表。

• 护理人员档案管理表。

• 学信网。

【提取说明】

• 以已取得的国家认可的学历证书为准。

【提取指南】

包　含	排　除
无	• 在读学历

（五十）护士最高学位（NQDS.S44）

【数据元素 ID】NQDS.S44。

【数据元素名称】护士最高学位。

【数据元素定义】指执业护士已取得的最高学位证书。

【关联指标】不同级别护士配置占比、护士离职率。

【数据格式】

• 类型：字符。

• 长度：4。

【允许值】

• 学士学位。

• 硕士学位。

• 博士学位。

【建议的数据来源】

• HIS。

• NIS。

• 人力资源管理系统。

• 人力资源统计表。

• 护理人员档案管理表。

• 学信网。

【提取说明】

• 以已取得的国家认可的学位证书为准。

【提取指南】

包　含	排　除
无	• 在读学位

（五十一）中专护士人数（NQDS.S45）

【数据元素 ID】NQDS.S45。

【数据元素名称】中专护士人数。

【数据元素定义】指医疗机构中最高学历为中专的执业护士数量。

【关联指标】不同级别护士配置占比、护士离职率。

【数据格式】

• 类型：数值。

• 长度：4。

【允许值】0 ～ 9999。

【建议的数据来源】

• HIS。

• NIS。

• 人力资源管理系统。

• 人力资源统计表。

• 护理人员档案管理表。

【提取说明】

• 取得中专学历证书的执业护士。

• 以统计时已取得的最高学历或学位证书为准。

【提取指南】

包　含	排　除
• 取得中专学历证书的执业护士	• 在读学历（学位）

（五十二）大专护士人数（NQDS.S46）

【数据元素 ID】NQDS.S46。

【数据元素名称】大专护士人数。

【数据元素定义】指医疗机构中取得最高学历为大专的执业护士数量。

【关联指标】不同级别护士配置占比、护士离职率。

【数据格式】

·类型：数值。

·长度：4。

【允许值】0～9999。

【建议的数据来源】

·HIS。

·NIS。

·人力资源管理系统。

·人力资源统计表。

·护理人员档案管理表。

·学信网。

【提取说明】

·取得大专学历证书的执业护士。

·以统计时已取得的最高学历或学位证书为准。

【提取指南】

包　含	排　除
·取得大专学历证书的执业护士	·在读学历（学位）

（五十三）本科护士人数（NQDS.S47）

【数据元素 ID】NQDS.S47。

【数据元素名称】本科护士人数。

【数据元素定义】指医疗机构中取得最高学历为本科和（或）最高学位为学士的执业护士数量。

【关联指标】不同级别护士配置占比、护士离职率。

【数据格式】

·类型：数值。

·长度：4。

【允许值】0～9999。

【建议的数据来源】

· HIS。

· NIS。

· 人力资源管理系统。

· 人力资源统计表。

· 护理人员档案管理表。

· 学信网。

【提取说明】

· 取得本科学历和（或）学士学位证书的执业护士。

· 以统计时已取得的最高学历或学位证书为准。

【提取指南】

包　含	排　除
· 取得本科学历和（或）学士学位证书的执业护士	· 在读学历（学位）

（五十四）硕士护士人数（NQDS.S48）

【数据元素 ID】NQDS.S48。

【数据元素名称】硕士护士人数。

【数据元素定义】指医疗机构中取得最高学历为硕士研究生和（或）最高学位为硕士的执业护士数量。

【关联指标】不同级别护士配置占比、护士离职率。

【数据格式】

· 类型：数值。

· 长度：3。

【允许值】0 ～ 999。

【建议的数据来源】

· HIS。

· NIS。

· 人力资源管理系统。

· 人力资源统计表。

· 护理人员档案管理表。

· 学信网。

【提取说明】

• 取得硕士研究生学历和（或）硕士学位证书的执业护士。

• 以统计时已取得的最高学历或学位证书为准。

【提取指南】

包 含	排 除
• 取得硕士研究生学历和（或）硕士学位证书的执业护士	• 在读学历（学位）

（五十五）博士护士人数（NQDS.S49）

【数据元素 ID】NQDS.S49。

【数据元素名称】博士护士人数。

【数据元素定义】指医疗机构中取得最高学历为博士研究生和（或）最高学位为博士的执业护士数量。

【关联指标】不同级别护士配置占比、护士离职率。

【数据格式】

• 类型：数值。

• 长度：2。

【允许值】0 ～ 99。

【建议的数据来源】

• HIS。

• NIS。

• 人力资源管理系统。

• 人力资源统计表。

• 护理人员档案管理表。

• 学信网。

【提取说明】

• 取得博士研究生学历和（或）博士学位证书的执业护士。

• 以统计时已取得的最高学历或学位证书为准。

【提取指南】

包 含	排 除
• 取得博士研究生学历和（或）博士学位证书的执业护士	• 在读学历（学位）

（五十六）执业护士离职人数（NQDS.S50）

【数据元素 ID】NQDS.S50。

【数据元素名称】执业护士离职人数。

【数据元素定义】医疗机构中执业护士自愿离职的人数总和。

【关联指标】护士离职率。

【数据格式】

• 类型：数值。

• 长度：3。

• 发生：1。

【允许值】0 ～ 999。

【建议的数据来源】

• HIS。

• NIS。

• 人力资源管理系统。

• 人力资源统计表。

• 护理人员档案管理表。

【提取说明】

• 离职不包括辞退、退休和死亡人员，以及院内岗位调整等情况。

• 离职时间以与医疗机构解除劳动合同的时间统计。

【提取指南】

包　含	排　除
• 自愿离职的执业护士	• 因退休、死亡或被辞退而离开医疗机构的护士 • 在同一医疗机构中岗位调整的护士

（五十七）＜ 1 年资护士离职人数（NQDS.S51）

【数据元素 ID】NQDS.S51。

【数据元素名称】＜ 1 年资护士离职人数。

【数据元素定义】医疗机构中在护理岗位工作＜ 1 年资执业护士自愿离职人数。

【关联指标】不同工作年限护士离职率。

【数据格式】

· 类型：数值。

· 长度：3。

【允许值】0～999。

【建议的数据来源】

· HIS。

· NIS。

· 人力资源管理系统。

· 人力资源统计表。

· 护理人员档案管理表。

【提取说明】

· 离职不包括辞退、退休和死亡人员，以及院内岗位调整等情况。

· 离职时间以与医疗机构解除劳动合同的时间统计。

【提取指南】

包　含	排　除
无	· 因退休、死亡或被辞退而离开医疗机构的护士 · 在同一医疗机构中岗位调整的护士

（五十八）1≤y＜2年资护士离职人数（NQDS.S52）

【数据元素 ID】NQDS.S52。

【数据元素名称】1≤y＜2年资离职人数。

【数据元素定义】医疗机构中在护理岗位工作的1≤y＜2年资执业护士自愿离职人数。

【关联指标】不同工作年限护士离职率。

【数据格式】

· 类型：数值。

· 长度：3。

【允许值】0～999。

【建议的数据来源】

· HIS。

· NIS。

- 人力资源管理系统。
- 人力资源统计表。
- 护理人员档案管理表。

【提取说明】

- 离职不包括辞退、退休和死亡人员，以及院内岗位调整等情况。
- 离职时间以与医疗机构解除劳动合同的时间统计。

【提取指南】

包　含	排　除
无	• 因退休、死亡或被辞退而离开医疗机构的护士 • 在同一医疗机构中岗位调整的护士

（五十九）2 ≤ y < 5 年资护士离职人数（NQDS.S53）

【数据元素 ID】NQDS.S53。

【数据元素名称】2 ≤ y < 5 年资离职人数。

【数据元素定义】医疗机构中在护理岗位工作的 2 ≤ y < 5 年资执业护士自愿离职人数。

【关联指标】不同工作年限护士离职率。

【数据格式】

- 类型：数值。
- 长度：3。

【允许值】0 ~ 999。

【建议的数据来源】

- HIS。
- NIS。
- 人力资源管理系统。
- 人力资源统计表。
- 护理人员档案管理表。

【提取说明】

- 离职不包括辞退、退休和死亡人员，以及院内岗位调整等情况。
- 离职时间以与医疗机构解除劳动合同的时间统计。

【提取指南】

包　含	排　除
无	· 因退休、死亡或被辞退而离开医疗机构的护士 · 在同一医疗机构中岗位调整的护士

（六十）5 ≤ y < 10 年资护士离职人数（NQDS.S54）

【数据元素 ID】NQDS.S54。

【数据元素名称】5 ≤ y < 10 年资离职人数。

【数据元素定义】医疗机构中在护理岗位工作的 5 ≤ y < 10 年资执业护士自愿离职人数。

【关联指标】不同工作年限护士离职率。

【数据格式】

· 类型：数值。

· 长度：3。

【允许值】0 ～ 999。

【建议的数据来源】

· HIS。

· NIS。

· 人力资源管理系统。

· 人力资源统计表。

· 护理人员档案管理表。

【提取说明】

· 离职不包括辞退、退休和死亡人员，以及院内岗位调整等情况。

· 离职时间以与医疗机构解除劳动合同的时间统计。

【提取指南】

包　含	排　除
无	· 因退休、死亡或被辞退而离开医疗机构的护士 · 在同一医疗机构中岗位调整的护士

（六十一）10 ≤ y ＜ 20 年资护士离职人数（NQDS.S55）

【数据元素 ID】NQDS.S55。

【数据元素名称】10 ≤ y ＜ 20 年资护士离职人数。

【数据元素定义】医疗机构中在护理岗位工作的 10 ≤ y ＜ 20 年资执业护士自愿离职人数。

【关联指标】不同工作年限护士离职率。

【数据格式】

• 类型：数值。

• 长度：3。

【允许值】0 ～ 999。

【建议的数据来源】

• HIS。

• NIS。

• 人力资源管理系统。

• 人力资源统计表。

• 护理人员档案管理表。

【提取说明】

• 离职不包括辞退、退休和死亡人员，以及院内岗位调整等情况。

• 离职时间以与医疗机构解除劳动合同的时间统计。

【提取指南】

包　含	排　除
无	• 因退休、死亡或被辞退而离开医疗机构的护士 • 在同一医疗机构中岗位调整的护士

（六十二）≥ 20 年资护士离职人数（NQDS.S56）

【数据元素 ID】NQDS.S56。

【数据元素名称】≥ 20 年资护士离职人数。

【数据元素定义】医疗机构中在护理岗位工作的 ≥ 20 年资执业护士自愿离职人数。

【关联指标】不同工作年限护士离职率。

【数据格式】

· 类型：数值。

· 长度：3。

【允许值】0 ～ 999。

【建议的数据来源】

· HIS。

· NIS。

· 人力资源管理系统。

· 人力资源统计表。

· 护理人员档案管理表。

【提取说明】

· 离职不包括辞退、退休和死亡人员，以及院内岗位调整等情况。

· 离职时间以与医疗机构解除劳动合同的时间统计。

【提取指南】

包　含	排　除
无	· 因退休、死亡或被辞退而离开医疗机构的护士 · 在同一医疗机构中岗位调整的护士

（六十三）初级护士职称离职人数（NQDS.S57）

【数据元素 ID】NQDS.S57。

【数据元素名称】护士职称离职人数。

【数据元素定义】医疗机构中在护理岗位工作的职称为初级（士）的执业护士自愿离职人数。

【关联指标】不同职称护士离职率。

【数据格式】

· 类型：数值。

· 长度：3。

【允许值】0 ～ 999。

【建议的数据来源】

· HIS。

· NIS。

- 人力资源管理系统。

- 人力资源统计表。

- 护理人员档案管理表。

【提取说明】

- 离职不包括辞退、退休和死亡人员，以及院内岗位调整等情况。

- 离职时间以与医疗机构解除劳动合同的时间统计。

【提取指南】

包　含	排　除
无	• 因退休、死亡或被辞退而离开医疗机构的护士 • 在同一医疗机构中岗位调整的护士

（六十四）初级护师职称离职人数（NQDS.S58）

【数据元素 ID】NQDS.S58。

【数据元素名称】护师职称离职人数。

【数据元素定义】医疗机构中在护理岗位工作的职称为初级（师）的执业护士自愿离职人数。

【关联指标】不同职称护士离职率。

【数据格式】

- 类型：数值。

- 长度：3。

【允许值】0 ～ 999。

【建议的数据来源】

- HIS。

- NIS。

- 人力资源管理系统。

- 人力资源统计表。

- 护理人员档案管理表。

【提取说明】

- 离职不包括辞退、退休和死亡人员，以及院内岗位调整等情况。

- 离职时间以与医疗机构解除劳动合同的时间统计。

【提取指南】

包　含	排　除
无	• 因退休、死亡或被辞退而离开医疗机构的护士 • 在同一医疗机构中岗位调整的护士

（六十五）主管护师职称离职人数（NQDS.S59）

【数据元素 ID】NQDS.S59。

【数据元素名称】主管护师职称离职人数。

【数据元素定义】医疗机构中在护理岗位工作的职称为主管护师的执业护士自愿离职人数。

【关联指标】不同职称护士离职率。

【数据格式】

• 类型：数值。

• 长度：3。

【允许值】0 ～ 999。

【建议的数据来源】

• HIS。

• NIS。

• 人力资源管理系统。

• 人力资源统计表。

• 护理人员档案管理表。

【提取说明】

• 离职不包括辞退、退休和死亡人员，以及院内岗位调整等情况。

• 离职时间以与医疗机构解除劳动合同的时间统计。

【提取指南】

包　含	排　除
无	• 因退休、死亡或被辞退而离开医疗机构的护士 • 在同一医疗机构中岗位调整的护士

（六十六）副主任护师职称离职人数（NQDS.S60）

【数据元素 ID】NQDS.S60。

【数据元素名称】副主任护师职称离职人数。

【数据元素定义】医疗机构中在护理岗位工作的职称为副主任护师的执业护士自愿离职人数。

【关联指标】不同职称护士离职率。

【数据格式】

·类型：数值。

·长度：3。

【允许值】0 ~ 999。

【建议的数据来源】

·HIS。

·NIS。

·人力资源管理系统。

·人力资源统计表。

·护理人员档案管理表。

【提取说明】

·离职不包括辞退、退休和死亡人员，以及院内岗位调整等情况。

·离职时间以与医疗机构解除劳动合同的时间统计。

【提取指南】

包　含	排　除
无	·因退休、死亡或被辞退而离开医疗机构的护士 ·在同一医疗机构中岗位调整的护士

（六十七）主任护师职称离职人数（NQDS.S61）

【数据元素 ID】NQDS.S61。

【数据元素名称】主任护师职称离职人数。

【数据元素定义】医疗机构中在护理岗位工作的职称为主任护师的执业护士自愿离职人数。

【关联指标】不同职称护士离职率。

【数据格式】

• 类型：数值。

• 长度：3。

【允许值】0 ～ 999。

【建议的数据来源】

• HIS。

• NIS。

• 人力资源管理系统。

• 人力资源统计表。

• 护理人员档案管理表。

【提取说明】

• 离职不包括辞退、退休和死亡人员，以及院内岗位调整等情况。

• 离职时间以与医疗机构解除劳动合同的时间统计。

【提取指南】

包　含	排　除
无	• 因退休、死亡或被辞退而离开医疗机构的护士 • 在同一医疗机构中岗位调整的护士

（六十八）中专护士离职人数（NQDS.S62）

【数据元素 ID】NQDS.S62。

【数据元素名称】中专护士离职人数。

【数据元素定义】医疗机构中在护理岗位工作的中专学历执业护士自愿离职人数。

【关联指标】不同学历护士离职率。

【数据格式】

• 类型：数值。

• 长度：3。

【允许值】0 ～ 999。

【建议的数据来源】

• HIS。

• NIS。

- 人力资源管理系统。

- 人力资源统计表。

- 护理人员档案管理表。

【提取说明】

- 离职不包括辞退、退休和死亡人员，以及院内岗位调整等情况。

- 离职时间以与医疗机构解除劳动合同的时间统计。

【提取指南】

包　含	排　除
无	• 因退休、死亡或被辞退而离开医疗机构的护士 • 在同一医疗机构中岗位调整的护士

（六十九）大专护士离职人数（NQDS.S63）

【数据元素 ID】NQDS.S63。

【数据元素名称】大专护士离职人数。

【数据元素定义】医疗机构中在护理岗位工作的大专学历执业护士自愿离职人数。

【关联指标】不同学历护士离职率。

【数据格式】

- 类型：数值。

- 长度：3。

【允许值】0 ～ 999。

【建议的数据来源】

- HIS。

- NIS。

- 人力资源管理系统。

- 人力资源统计表。

- 护理人员档案管理表。

【提取说明】

- 离职不包括辞退、退休和死亡人员，以及院内岗位调整等情况。

- 离职时间以与医疗机构解除劳动合同的时间统计。

【提取指南】

包 含	排 除
无	• 因退休、死亡或被辞退而离开医疗机构的护士 • 在同一医疗机构中岗位调整的护士

（七十）本科护士离职人数（NQDS.S64）

【数据元素 ID】NQDS.S64。

【数据元素名称】本科护士离职人数。

【数据元素定义】医疗机构中在护理岗位工作的本科学历和（或）学士学位执业护士自愿离职人数。

【关联指标】不同学历护士离职率。

【数据格式】

• 类型：数值。

• 长度：3。

【允许值】0 ～ 999。

【建议的数据来源】

• HIS。

• NIS。

• 人力资源管理系统。

• 人力资源统计表。

• 护理人员档案管理表。

【提取说明】

• 离职不包括辞退、退休和死亡人员，以及院内岗位调整等情况。

• 离职时间以与医疗机构解除劳动合同的时间统计。

【提取指南】

包 含	排 除
无	• 因退休、死亡或被辞退而离开医疗机构的护士 • 在同一医疗机构中岗位调整的护士

（七十一）硕士护士离职人数（NQDS.S65）

【数据元素 ID】NQDS.S65。

【数据元素名称】硕士护士离职人数。

【数据元素定义】医疗机构中在护理岗位工作的硕士研究生学历和（或）硕士学位执业护士自愿离职人数。

【关联指标】不同学历护士离职率。

【数据格式】

• 类型：数值。

• 长度：3。

【允许值】0 ～ 999。

【建议的数据来源】

• HIS。

• NIS。

• 人力资源管理系统。

• 人力资源统计表。

• 护理人员档案管理表。

【提取说明】

• 离职不包括辞退、退休和死亡人员，以及院内岗位调整等情况。

• 离职时间以与医疗机构解除劳动合同的时间统计。

【提取指南】

包　含	排　除
无	• 因退休、死亡或被辞退而离开医疗机构的护士 • 在同一医疗机构中岗位调整的护士

（七十二）博士护士离职人数（NQDS.S66）

【数据元素 ID】NQDS.S66。

【数据元素名称】博士护士离职人数。

【数据元素定义】医疗机构中在护理岗位工作的博士研究生学历和（或）博士学位执业护士自愿离职人数。

【关联指标】不同学历护士离职率。

【数据格式】

• 类型：数值。

• 长度：3。

【允许值】0 ～ 999。

【建议的数据来源】

· HIS。

· NIS。

· 人力资源管理系统。

· 人力资源统计表。

· 护理人员档案管理表。

【提取说明】

· 离职不包括辞退、退休和死亡人员，以及院内岗位调整等情况。

· 离职时间以与医疗机构解除劳动合同的时间统计。

【提取指南】

包　含	排　除
无	· 因退休、死亡或被辞退而离开医疗机构的护士 · 在同一医疗机构中岗位调整的护士

（七十三）ICU APACHE Ⅱ评分 ≥ 15 分患者数（NQDS.S67）

【数据元素 ID】NQDS.S67。

【数据元素名称】ICU APACHE Ⅱ评分 ≥ 15 分患者数。

【数据元素定义】统计周期内，患者入 ICU 24 小时内进行 APACHE Ⅱ评分，分值 ≥ 15 分的患者数之和。

【关联指标】ICU APACHE Ⅱ评分 ≥ 15 分患者占比。

【数据格式】

· 类型：数值。

· 长度：3。

【允许值】0 ～ 999。

【建议的数据来源】

· HIS。

· NIS。

· 医疗机构统计报表。

【提取说明】

· 具有信息化自动收集能力的医院建议直接提取 APACHE Ⅱ评分。

- 信息系统不完善的医疗机构，可通过建立入 ICU 患者 APACHE II 评分表人工采集。

【提取指南】

包　含	排　除
无	无

（七十四）全部在开放环境下配置静脉用细胞毒性抗肿瘤药物的医疗机构数量（NQDS.S68）

【数据元素 ID】NQDS.S68。

【数据元素名称】全部在开放环境下配置静脉用细胞毒性抗肿瘤药物的医疗机构数量。

【数据元素定义】指所有静脉用抗肿瘤药物均未在静脉用药调配中心进行配置的医疗机构数量。

【关联指标】静脉用细胞毒性抗肿瘤药物全部开放环境下配置率。

【数据格式】

- 类型：数值。

- 长度：6。

【允许值】0 ～ 999 999。

【建议的数据来源】

- 医疗机构统计报表

【提取说明】

- 细胞毒性抗肿瘤药物包括烷化剂、抗代谢药、抗肿瘤抗生素类、植物来源的抗肿瘤药物及其衍生物、抗肿瘤激素类药物等，详见第三章指标"十五、静脉用细胞毒性抗肿瘤药物全部开放环境下配置率"。

- 集中配置：为保证医务人员与患者安全及静脉用抗肿瘤药物的特殊质量要求，将传统分散于各病区配置的方式，改为集中在静脉用药调配中心（Pharmacy Intravenous Admixture Services, PIVAS）进行配置。

- 部分集中配置：指部分静脉用抗肿瘤药物在静脉用药调配中心进行配置。

- 全部开放环境下配置：指所有静脉用抗肿瘤药物均未在静脉用药调配中心进行配置。

【提取指南】

包　含	排　除
无	·集中配置静脉用抗肿瘤药物的医疗机构 ·部分集中配置静脉用抗肿瘤药物的医疗机构 ·不需要配置静脉用抗肿瘤药物的医疗机构

（七十五）需配置静脉用细胞毒性抗肿瘤药物的医疗机构数量（NQDS.S69）

【数据元素 ID】NQDS.S69。

【数据元素名称】需配置静脉用细胞毒性抗肿瘤药物的医疗机构数量。

【数据元素定义】调查时，需要配置静脉用细胞毒性抗肿瘤药物的医疗机构数量。

【关联指标】静脉用抗肿瘤药物全部开放环境下配置率。

【数据格式】

·类型：数值。

·长度：6。

【允许值】0 ～ 999 999。

【建议的数据来源】

·医疗机构统计报表。

【提取说明】

·细胞毒性抗肿瘤药物包括烷化剂、抗代谢药、抗肿瘤抗生素类、植物来源的抗肿瘤药物及其衍生物、抗肿瘤激素类药物等，详见第三章指标"十五、静脉用细胞毒性抗肿瘤药物全部开放环境下配置率"。

【提取指南】

包　含	排　除
无	·不需要配置静脉用抗肿瘤药物的医疗机构

（七十六）约束开始时间（NQDS.P01）

【数据元素 ID】NQDS.P01。

【数据元素名称】约束开始时间。

【数据元素定义】指住院患者开始使用约束用具进行约束的时间。

【关联指标】住院患者身体约束率。

【数据格式】

• 类型：时间（YYYY-MM-DD HH:MM:SS）。

• 长度：19。

【允许值】

• 阿拉伯数字，英文格式下的冒号、连接号、空格。

• YYYY：2000 ～ 2100。

• MM：01 ～ 12。

• DD：01 ～ 31。

• HH：00 ～ 23。

• MM：00 ～ 59。

• SS：00 ～ 59。

【建议的数据来源】

• HIS。

• NIS。

• 医疗机构统计报表

【提取说明】

• 住院患者约束用具约束开始时间以长期医嘱开立时间为准。

【提取指南】

包　含	排　除
无	无

（七十七）约束结束时间（NQDS.P02）

【数据元素 ID】NQDS.P02。

【数据元素名称】约束结束时间。

【数据元素定义】指住院患者停止约束用具约束的时间。

【关联指标】住院患者身体约束率。

【数据格式】

• 类型：时间（YYYY-MM-DD HH:MM:SS）。

• 长度：19。

【允许值】

• 阿拉伯数字，英文格式下的冒号、连接号、空格。

• YYYY：2000 ～ 2100。

- MM：01 ～ 12。
- DD：01 ～ 31。
- HH：00 ～ 23。
- MM：00 ～ 59。
- SS：00 ～ 59。

【建议的数据来源】

- HIS。
- NIS。
- 医疗机构统计报表。

【提取说明】

- 住院患者约束用具约束结束时间以长期医嘱停止时间为准。

【提取指南】

包　含	排　除
无	无

（七十八）住院患者身体约束日数（NQDS.P03）

【数据元素 ID】NQDS.P03。

【数据元素名称】住院患者身体约束日数。

【数据元素定义】统计周期内，住院患者身体约束日数，每位患者每天约束1次或1次以上、约束1个或多个部位均计为1日。

【关联指标】住院患者身体约束率。

【数据格式】

- 类型：数值。
- 长度：6。

【允许值】0 ～ 999 999。

【建议的数据来源】

- HIS。
- NIS。
- 护理统计报表。

【提取说明】

- 每位患者每天约束1次或1次以上、约束1个或多个部位均计为1日。

【提取指南】

包　含	排　除
无	• 术中因体位需要的约束 • 麻醉恢复室的约束 • 药物约束 • 床档约束 • 因疾病需要的空间限制 • 矫形器、模型固定器、牵引器等治疗设施的固定 • 儿童注射临时制动 • 新生儿日常包裹

（七十九）跌倒发生时间（NQDS.O01）

【数据元素 ID】NQDS.O01。

【数据元素名称】跌倒发生时间。

【数据元素定义】指住院患者发生跌倒时的公元年、月、日和时间的完整描述。

【关联指标】住院患者跌倒发生率。

【数据格式】

• 类型：时间（YYYY-MM-DD HH:MM:SS）。

• 长度：19。

【允许值】

• 阿拉伯数字，英文格式下的冒号、连接号、空格。

• YYYY：2000 ～ 2100。

• MM：01 ～ 12。

• DD：01 ～ 31。

• HH：00 ～ 23。

• MM：00 ～ 59。

• SS：00 ～ 59。

【建议的数据来源】

• NIS。

• 医疗机构安全（不良）事件管理系统。

• 医疗机构统计报表。

【提取说明】

• 住院患者跌倒发生时间应以跌倒发生当时时间为准，对于无法回顾第一时间的患者，以护理人员发现并诊断的时间为准。

【提取指南】

包　含	排　除
无	无

（八十）住院患者跌倒例次数（NQDS.O02）

【数据元素 ID】NQDS.O02。

【数据元素名称】住院患者跌倒例次数。

【数据元素定义】指在统计周期内所有住院患者在医疗机构任何场所发生的跌倒例次数之和，同一患者多次跌倒按实际发生频次计算。

【关联指标】住院患者跌倒发生率。

【数据格式】

• 类型：数值。

• 长度：4。

【允许值】0 ～ 9999。

【建议的数据来源】

• NIS。

• EMRS。

• 医疗机构安全（不良）事件管理系统。

• 医疗机构统计报表。

【提取说明】

• 跌倒是指住院患者在医疗机构任何场所未预见性地倒于地面或倒于比初始位置更低的地方，可伴或不伴有外伤。

• 住院患者跌倒例次数为跌倒伤害严重度 0 级、跌倒伤害严重度 1 级、跌倒伤害严重度 2 级、跌倒伤害严重度 3 级和跌倒死亡例次数五项之和。

【提取指南】

包　含	排　除
• 同一患者多次发生的跌倒 • 坠床	• 非医疗机构场所发生的跌倒 • 非住院患者（如门诊、急诊留观）发生的跌倒 • 住院患儿生理性跌倒（小儿行走中无伤害跌倒）

（八十一）跌倒无伤害（0 级）例次数（NQDS.O03）

【数据元素 ID】NQDS.O03。

【数据元素名称】跌倒无伤害（0 级）例次数。

【数据元素定义】指在统计周期内住院患者跌倒伤害严重度 0 级例次数。

【关联指标】住院患者跌倒伤害占比、住院患者跌倒伤害某等级占比。

【数据格式】

· 类型：数值。

· 长度：4。

【允许值】0 ～ 9999。

【建议的数据来源】

· NIS。

· 医疗机构安全（不良）事件管理系统。

· 医疗机构统计报表。

【提取说明】

· 跌倒无伤害（0 级）：跌倒后，评估无损伤症状或体征。

【提取指南】

包　含	排　除
无	无

（八十二）跌倒轻度伤害（1 级）例次数（NQDS.O04）

【数据元素 ID】NQDS.O04。

【数据元素名称】跌倒轻度伤害（1 级）例次数。

【数据元素定义】指在统计周期内住院患者跌倒伤害严重度 1 级例次数。

【关联指标】住院患者跌倒伤害占比、住院患者跌倒伤害某等级占比。

【数据格式】

· 类型：数值。

· 长度：4。

【允许值】0 ～ 9999。

【建议的数据来源】

· NIS。

· 医疗机构安全（不良）事件管理系统。

· 医疗机构统计报表。

【提取说明】

· 跌倒轻度伤害（1级）：住院患者跌倒导致青肿、擦伤、疼痛，需要冰敷、包扎、伤口清洁、肢体抬高、局部用药等。

【提取指南】

包　含	排　除
无	无

（八十三）跌倒中度伤害（2级）例次数（NQDS.O05）

【数据元素 ID】NQDS.O05。

【数据元素名称】跌倒中度伤害（2级）例次数。

【数据元素定义】指在统计周期内住院患者跌倒伤害严重度2级例次数。

【关联指标】住院患者跌倒伤害占比、住院患者跌倒伤害某等级占比。

【数据格式】

· 类型：数值。

· 长度：4。

【允许值】0 ～ 9999。

【建议的数据来源】

· NIS。

· 医疗机构安全（不良）事件管理系统。

· 医疗机构统计报表。

【提取说明】

· 跌倒中度伤害（2级）：住院患者跌倒导致肌肉或关节损伤，需要缝合、使用皮肤胶、夹板固定等。

【提取指南】

包　含	排　除
无	无

（八十四）跌倒重度伤害（3级）例次数（NQDS.O06）

【数据元素 ID】NQDS.O06。

【数据元素名称】跌倒重度伤害（3级）例次数。

【数据元素定义】指在统计周期内住院患者跌倒伤害严重度3级例次数。

【关联指标】住院患者跌倒伤害占比、住院患者跌倒伤害某等级占比。

【数据格式】

• 类型：数值。

• 长度：4。

【允许值】0 ～ 9999。

【建议的数据来源】

• NIS。

• 医疗机构安全（不良）事件管理系统。

• 医疗机构统计报表。

【提取说明】

• 跌倒重度伤害（3级）：住院患者跌倒导致骨折、神经或内部损伤，需要手术、石膏、牵引等。

【提取指南】

包 含	排 除
无	无

（八十五）跌倒死亡例数（NQDS.O07）

【数据元素 ID】NQDS.O07。

【数据元素名称】跌倒死亡例数。

【数据元素定义】指在统计周期内住院患者跌倒死亡例数。

【关联指标】住院患者跌倒伤害占比、住院患者跌倒伤害某等级占比。

【数据格式】

• 类型：数值。

• 长度：4。

【允许值】0 ～ 9999。

【建议的数据来源】

• NIS。

• 医疗机构安全（不良）事件管理系统。

• 医疗机构统计报表。

【提取说明】

• 跌倒死亡：住院患者因跌倒受伤而死亡（而不是由于引起跌倒的生理事件本身而致死）。

【提取指南】

包　含	排　除
无	无

（八十六）跌倒伤害总例次数（NQDS.O08）

【数据元素 ID】NQDS.O08。

【数据元素名称】跌倒伤害总例次数。

【数据元素定义】指在统计周期内住院患者跌倒伤害总例次数。

【关联指标】住院患者跌倒伤害占比。

【数据格式】

· 类型：数值。

· 长度：4。

【允许值】0 ～ 9999。

【建议的数据来源】

· NIS。

· 医疗机构安全（不良）事件管理系统。

· 医疗机构统计报表。

【提取说明】

· 跌倒伤害总例次数为跌倒伤害严重度 1 级例次数、跌倒伤害严重度 2 级例次数、跌倒伤害严重度 3 级例次数和跌倒死亡例数 4 项之和，应小于或等于跌倒发生总例次数。

【提取指南】

包　含	排　除
无	无伤害的跌倒

（八十七）住院患者院内压力性损伤新发例数（NQDS.O09）

【数据元素 ID】NQDS.O09。

【数据元素名称】住院患者院内压力性损伤新发例数。

【数据元素定义】指在统计周期内，患者入院 24 小时后新发的压力性损伤患者数之和。患者入院 24 小时内发生的压力性损伤纳入院外带入压力性损伤。

【关联指标】住院患者院内压力性损伤发生率。

【数据格式】

· 类型：数值。

· 长度：4。

【允许值】0 ～ 9999。

【建议的数据来源】

· NIS。

· EMRS。

· 医疗机构安全（不良）事件管理系统。

· 医疗机构统计报表。

【提取说明】

· 依照《压力性损伤临床防治国际指南 2019》界定压力性损伤分期。

· 在患者入院 24 小时后发现或证实的 1 ～ 4 期压力性损伤、不可分期压力性损伤、深部组织损伤、医疗器械相关压力性损伤、黏膜压力性损伤等。

· 同一患者在统计周期内新发生一处及以上院内压力性损伤均计作 1 例，期别按最高期别统计。

· 院外带入压力性损伤患者入院 24 小时后新发生的压力性损伤需计作 1 例。

【提取指南】

包　含	排　除
· 所有住院患者入院 24 小时后新发生的压力性损伤	· 因动脉阻塞、静脉功能不全、糖尿病相关神经病变，或失禁性皮炎等造成的皮肤损伤 · 院外带入压力性损伤

（八十八）住院患者 2 期及以上院内压力性损伤新发例数（NQDS.O10）

【数据元素 ID】NQDS.O10。

【数据元素名称】住院患者 2 期及以上院内压力性损伤新发例数。

【数据元素定义】指在统计周期内患者入院 24 小时后新发的 2 期及以上压力性损伤例数。入院 24 小时内发生的 2 期及以上压力性损伤纳入院外带入压力性损伤。

【关联指标】住院患者 2 期及以上院内压力性损伤发生率。

【数据格式】

· 类型：数值。

· 长度：4。

【允许值】0 ～ 9999。

【建议的数据来源】

• NIS。

• EMRS。

• 医疗机构安全（不良）事件管理系统。

• 医疗机构统计报表。

【提取说明】

• 依照《压力性损伤临床防治国际指南 2019》界定压力性损伤分期。

• 在患者入院 24 小时后发现或证实的 2 期及以上压力性损伤、不可分期压力性损伤、深部组织损伤、医疗器械相关压力性损伤、黏膜压力性损伤等。

• 同一患者在统计周期内新发生一处及以上院内压力性损伤均计作 1 例，期别按最高期别统计。

• 院外带入压力性损伤患者入院 24 小时后新发生的 2 期及以上压力性损伤需计作 1 例。

【提取指南】

包　含	排　除
• 所有住院患者入院 24 小时后新发生的 2 期及以上压力性损伤	• 因动脉阻塞、静脉功能不全、糖尿病相关神经病变，或失禁性皮炎等造成的皮肤损伤 • 1 期压力性损伤 • 院外带入压力性损伤

（八十九）某时点住院患者压力性损伤现患数（NQDS.O11）

【数据元素 ID】NQDS.O11。

【数据元素名称】某时点住院患者压力性损伤现患数。

【数据元素定义】指进行住院患者压力性损伤现患率调查时发现的患有压力性损伤的患者人数。

【关联指标】住院患者院内压力性损伤现患率。

【数据格式】

• 类型：数值。

• 长度：4。

【允许值】0 ～ 9999。

【建议的数据来源】

• HIS。

• NIS。

• 现患率调查工作表。

【提取说明】

• 依照《压力性损伤临床防治国际指南 2019》界定压力性损伤分期。

• 同一患者在调查时有 1 处或多处压力性损伤均计作 1 例，期别按最高期别统计。

【提取指南】

包　含	排　除
• 调查时所有观察到的住院患者压力性损伤	• 因动脉阻塞、静脉功能不全、糖尿病相关神经病变，或失禁性皮炎等造成的皮肤损伤

（九十）某时点住院患者 2 期及以上压力性损伤现患数（NQDS.O12）

【数据元素 ID】NQDS.O12。

【数据元素名称】某时点 2 期及以上住院患者压力性损伤现患数。

【数据元素定义】指进行住院患者压力性损伤现患率调查时发现的患有 2 期及以上压力性损伤的患者人数。

【关联指标】住院患者院内 2 期及以上压力性损伤现患率。

【数据格式】

• 类型：数值。

• 长度：4。

【允许值】0 ～ 9999。

【建议的数据来源】

• HIS。

• NIS。

• 现患率调查工作表。

【提取说明】

• 依照《压力性损伤临床防治国际指南 2019》界定压力性损伤分期。

• 同一患者在调查时有一处或多处压力性损伤均计作 1 例，期别按最高期别统计。

【提取指南】

包　含	排　除
• 调查时所有观察到的住院患者 2 期及以上压力性损伤	• 因动脉阻塞、静脉功能不全、糖尿病相关神经病变，或失禁性皮炎等造成的皮肤损伤 • 1 期压力性损伤

（九十一）导管置入时间（NQDS.O13）

【数据元素 ID】NQDS.O13。

【数据元素名称】导管置入时间。

【数据元素定义】指住院患者置入某导管的公元年、月、日和时间的完整描述。

【关联指标】某导管插管患者非计划性拔管率、导尿管相关尿路感染（Catheter-Associated Urinary Tract Infection，CAUTI）发生率、中心静脉导管（Central Venous Catheter, CVC）相关血流感染发生率、经外周置入的中心静脉导管（Peripherally Inserted Central Venous Catheters，PICC）相关血流感染发生率。

【数据格式】

• 类型：时间（YYYY-MM-DD HH:MM:SS）。

• 长度：19。

【允许值】

• 阿拉伯数字，英文格式下的冒号、连接号、空格。

• YYYY：2000 ～ 2100。

• MM：01 ～ 12。

• DD：01 ～ 31。

• HH：00 ～ 23。

• MM：00 ～ 59。

• SS：00 ～ 59。

【建议的数据来源】

• HIS。

• NIS。

• 医疗机构统计报表。

【提取说明】

• 住院患者导管留置时间以长期医嘱开立时间为准。

【提取指南】

包　含	排　除
无	无

（九十二）导管拔除时间（NQDS.O14）

【数据元素 ID】NQDS.O14。

【数据元素名称】导管拔除时间。

【数据元素定义】指住院患者拔除某导管的公元年、月、日和时间的完整描述。

【关联指标】某导管留置患者非计划性拔管率、CAUTI 发生率、CVC 相关血流感染发生率、PICC 相关血流感染发生率。

【数据格式】

• 类型：时间（YYYY-MM-DD HH:MM:SS）。

• 长度：19。

【允许值】

• 阿拉伯数字，英文格式下的冒号、连接号、空格。

• YYYY：2000 ～ 2100。

• MM：01 ～ 12。

• DD：01 ～ 31。

• HH：00 ～ 23。

• MM：00 ～ 59。

• SS：00 ～ 59。

【建议的数据来源】

• HIS。

• NIS。

• 医疗机构统计报表。

【提取说明】

• 住院患者某导管拔除时间以长期医嘱停止时间为准。

【提取指南】

包　含	排　除
无	无

（九十三）有创机械通气开始时间（NQDS.O15）

【数据元素 ID】NQDS.O15。

【数据元素名称】有创机械通气开始时间。

【数据元素定义】指住院患者经人工气道（包括气管插管和气管切开）接呼吸机开始进行辅助通气的公元年、月、日和时间的完整描述。

【关联指标】呼吸机相关性肺炎发生率。

【数据格式】

• 类型：时间（YYYY-MM-DD HH:MM:SS）。

• 长度：19。

【允许值】

• 阿拉伯数字，英文格式下的冒号、连接号、空格。

• YYYY：2000 ～ 2100。

• MM：01 ～ 12。

• DD：01 ～ 31。

• HH：00 ～ 23。

• MM：00 ～ 59。

• SS：00 ～ 59。

【建议的数据来源】

• HIS。

• NIS。

• 医疗机构感染管理信息系统。

• 医疗机构统计报表。

【提取说明】

• 住院患者有创机械通气开始时间以长期医嘱开立时间为准。

【提取指南】

包　含	排　除
无	• 无创机械通气

（九十四）有创机械通气停止时间（NQDS.O16）

【数据元素 ID】NQDS.O16。

【数据元素名称】有创机械通气停止时间。

【数据元素定义】指住院患者去除有创机械通气装置的公元年、月、日和时间的完整描述。

【关联指标】呼吸机相关性肺炎发生率。

【数据格式】

• 类型：时间（YYYY-MM-DD HH:MM:SS）。

• 长度：19。

【允许值】

• 阿拉伯数字，英文格式下的冒号、连接号、空格。

• YYYY：2000 ～ 2100。

• MM：01 ～ 12。

• DD：01 ～ 31。

• HH：00 ～ 23。

• MM：00 ～ 59。

• SS：00 ～ 59。

【建议的数据来源】

• HIS。

• NIS。

• 医疗机构感染管理信息系统。

• 医疗机构统计报表。

【提取说明】

• 住院患者有创机械通气停止时间以长期医嘱停止时间为准。

【提取指南】

包　含	排　除
无	• 无创机械通气

（九十五）有创机械通气总日数（NQDS.O17）

【数据元素 ID】NQDS.O17。

【数据元素名称】有创机械通气总日数。

【数据元素定义】统计周期内，住院患者经人工气道（包括气管插管和气管切开）接呼吸机辅助通气的日数总和。

【关联指标】呼吸机相关性肺炎发生率。

【数据格式】

· 类型：数值。

· 长度：6。

【允许值】0 ～ 999 999。

【建议的数据来源】

· HIS。

· NIS。

· 医疗机构感染管理信息系统。

· 医疗机构统计报表。

【提取说明】

· 统计周期内住院患者使用有创机械通气的长期医嘱跨越 0 点的次数之和。每跨越 0 点 1 次计作 1 日，当天置入并拔除的不统计。

· 也可用有创机械通气的结束日期减去开始日期计算。

【提取指南】

包　含	排　除
· 有创机械通气日数	· 无创机械通气日数 · 门急诊等非住院病区置管患者的留置日数

（九十六）气管导管非计划拔管例次数（NQDS.O18）

【数据元素 ID】NQDS.O18。

【数据元素名称】气管导管非计划拔管例次数。

【数据元素定义】统计周期内住院患者留置气管导管（包括气管插管导管和气管切开导管）发生非诊疗计划范畴内的拔管例次数总和。

【关联指标】气管导管非计划拔管率。

【数据格式】

· 类型：数值。

· 长度：3。

【允许值】0 ～ 999。

【建议的数据来源】

· 医疗机构安全（不良）事件管理系统。

· NIS。

· 医疗机构统计报表。

【提取说明】

· 同一患者在统计周期内发生气管导管非计划拔管按实际发生频次计算次数。

· 气管导管在本数据集指气管插管导管和气管切开导管。

【提取指南】

包　含	排　除
· 患者自行拔除的气管导管 · 各种原因导致的气管导管滑脱 · 因导管质量问题及导管堵塞等情况需要提前拔除的气管导管 · 因发生导管相关感染需提前拔除的气管导管	· 医生根据患者病情转归程度，达到拔除导管指征，医嘱拔除导管 · 导管留置时间达到上限，应拔除或更换导管 · 一次性插管的导管 · 门急诊等非住院病区患者的非计划拔管

（九十七）气管导管留置总日数（NQDS.O19）

【数据元素 ID】NQDS.O19。

【数据元素名称】气管导管留置总日数。

【数据元素定义】统计周期内住院患者留置气管导管的日数总和。

【关联指标】气管导管非计划拔管率。

【数据格式】

· 类型：数值。

· 长度：6。

【允许值】0 ～ 999 999。

【建议的数据来源】

· HIS。

· NIS。

· 医疗机构感染管理信息系统。

· 医疗机构统计报表。

【提取说明】

· 住院患者气管导管留置总日数指统计周期内住院患者留置气管导管的长期医嘱跨越 0 点的次数之和。每跨越 0 点 1 次计作 1 日，当天置入并拔除的不统计。

· 也可用气管导管的拔除日期减去置入日期计算。

· 带管入院患者以入院当日开始，跨 0 点 1 次计作 1 日；带管出院患者以出院日期为止。

· 气管导管在本数据集指气管插管和气管切开导管。

【提取指南】

包　含	排　除
·留置气管导管日数	·一次性插管患者插管日数 ·门急诊等非住院病区置管患者的留置日数

（九十八）ICU 气管导管非计划拔管例次数（NQDS.O20）

【数据元素 ID】NQDS.O20。

【数据元素名称】ICU 气管导管非计划拔管例次数。

【数据元素定义】统计周期内 ICU 患者留置气管导管（包括气管插管导管和气管切开导管）发生非诊疗计划范畴内的拔管例次数总和。

【关联指标】ICU 气管导管非计划拔管率。

【数据格式】

·类型：数值。

·长度：3。

【允许值】0 ～ 999。

【建议的数据来源】

·医疗机构安全（不良）事件管理系统。

·NIS。

·医疗机构统计报表。

【提取说明】

·同一患者在统计周期内发生气管导管非计划拔管按实际发生频次计算次数。

·气管导管在此处指气管插管导管和气管切开导管。

【提取指南】

包　含	排　除
·患者自行拔除的气管导管 ·各种原因导致的气管导管滑脱 ·因导管质量问题及导管堵塞等情况需要提前拔除的气管导管 ·因发生导管相关感染需提前拔除的气管导管	·医生根据患者病情转归程度，达到拔除导管指征，医嘱拔除导管 ·导管留置时间达到上限，应拔除或更换导管 ·一次性插管的导管 ·非 ICU 患者拔管：如门诊患者、急诊抢救患者和其他病区住院患者

（九十九）ICU 气管导管非计划拔管后 24 小时内再插管例次数（NQDS.O21）

【数据元素 ID】NQDS.O21。

【数据元素名称】ICU 气管导管非计划拔管后 24 小时内再插管例次数。

【数据元素定义】统计周期内，ICU 住院患者留置气管导管（包含气管插管导管和气管切开导管）发生非诊疗计划范畴内拔管，拔管后 24 小时内再次进行置管的例次数总和。

【关联指标】ICU 气管导管非计划拔管后 24 小时内再插管率。

【数据格式】

• 类型：数值。

• 长度：3。

【允许值】0 ～ 999。

【建议的数据来源】

• 医疗机构安全（不良）事件管理系统。

• NIS。

• 医疗机构统计报表。

【提取说明】

• 气管导管在此处指气管插管导管和气管切开导管。

【提取指南】

包　含	排　除
• 患者自行拔除后重置的气管导管 • 各种原因导致的气管导管滑脱后重置的气管导管 • 因导管质量问题及导管堵塞等情况需要提前拔除并重置的气管导管 • 因发生导管相关感染需提前拔除并重置的气管导管	• 再插管时间超过 24 小时的气管导管 • 医生根据患者病情转归程度，达到拔除导管指征，医嘱拔除导管 • 导管留置时间达到上限，应拔除或更换导管 • 一次性插管的导管 • 非 ICU 患者拔管：如门诊患者、急诊抢救患者和其他病区住院患者

（一百）胃肠管（经口、经鼻）非计划拔管例次数（NQDS.O22）

【数据元素 ID】NQDS.O22。

【数据元素名称】胃肠管（经口、经鼻）非计划拔管例次数。

【数据元素定义】统计周期内住院患者留置（经口、经鼻）胃肠管发生非诊疗计划范畴内的拔管例次数总和。

【关联指标】胃肠管（经口、经鼻）非计划拔管发生率。

【数据格式】

· 类型：数值。

· 长度：3。

【允许值】0 ～ 999。

【建议的数据来源】

· 医疗机构安全（不良）事件管理系统。

· NIS。

· 医疗机构统计报表。

【提取说明】

· 同一患者在统计周期内发生胃肠管（经口、经鼻）非计划拔管按实际发生频次计算次数。

【提取指南】

包　含	排　除
· 患者自行拔除的胃肠管 · 各种原因导致的胃肠管滑脱 · 因导管质量问题及导管堵塞等情况需要提前拔除的胃肠管	· 胃肠造瘘管 · 医生根据患者病情转归程度，达到拔除导管指征，医嘱拔除导管 · 导管留置时间达到上限，应拔除或更换导管 · 一次性插管的导管，如单纯洗胃 · 门急诊等非住院病区患者的非计划拔管

（一百零一）胃肠管（经口、经鼻）留置总日数（NQDS.O23）

【数据元素 ID】NQDS.O23。

【数据元素名称】胃肠管（经口、经鼻）留置总日数。

【数据元素定义】统计周期内住院患者留置（经口、经鼻）胃肠管的日数总和。

【关联指标】胃肠管（经口、经鼻）非计划拔管率。

【数据格式】

· 类型：数值。

· 长度：6。

【允许值】0 ～ 999 999。

【建议的数据来源】

· HIS

· NIS

· 医疗机构统计报表。

【提取说明】

- 住院患者胃肠管（经口、经鼻）留置总日数指统计周期内住院患者留置胃肠管（经口、经鼻）的长期医嘱跨越 0 点的次数之和。每跨越 0 点 1 次计作 1 日，当天置入并拔除的不统计。
- 也可用胃肠管（经口、经鼻）的拔除日期减去置入日期计算。
- 带管入院患者以入院当日开始，跨 0 点 1 次计作 1 日；带管出院患者以出院日期为止。

【提取指南】

包　含	排　除
• 留置胃肠管（经口、经鼻）日数	• 单纯洗胃的留置日数 • 胃肠造瘘管的留置日数 • 门急诊等非住院病区置管患者的留置日数

（一百零二）导尿管非计划拔管例次数（NQDS.O24）

【数据元素 ID】NQDS.O24。

【数据元素名称】导尿管非计划拔管例次数。

【数据元素定义】统计周期内住院患者留置导尿管发生非诊疗计划范畴内的拔管例次数总和。

【关联指标】导尿管非计划拔管率。

【数据格式】

- 类型：数值。
- 长度：3。

【允许值】0 ～ 999。

【建议的数据来源】

- 医疗机构安全（不良）事件管理系统。
- NIS。
- 医疗机构统计报表。

【提取说明】

- 同一患者在统计周期内发生导尿管非计划拔管按实际发生频次计算次数。

【提取指南】

包　含	排　除
·患者自行拔除的导尿管 ·各种原因导致的导尿管滑脱 ·因导管质量问题及导管堵塞等情况需要提前拔除的导尿管 ·因发生导管相关感染需要提前拔出的导尿管	·医生根据患者病情转归程度，达到拔除导管指征，医嘱拔除导管 ·导管留置时间达到上限，应拔除或更换导管 ·一次性插管的导管，如临时导尿 ·门急诊等非住院病区患者的非计划拔管

（一百零三）导尿管留置总日数（NQDS.O25）

【数据元素 ID】NQDS.O25。

【数据元素名称】导尿管留置总日数。

【数据元素定义】统计周期内住院患者留置导尿管的日数总和。

【关联指标】导尿管非计划拔管率、导尿管相关尿路感染发生率。

【数据格式】

·类型：数值。

·长度：6。

【允许值】0 ～ 999 999。

【建议的数据来源】

·HIS。

·NIS。

·医疗机构感染管理信息系统。

·医疗机构统计报表。

【提取说明】

·住院患者导尿管留置总日数指统计周期内住院患者留置导尿管的长期医嘱跨越0点的次数之和。每跨越0点1次计作1日，当天置入并拔除的不统计。

·也可用导尿管的拔除日期减去置入日期计算。

·带管入院患者以入院当日开始，跨0点1次计作1日；带管出院患者以出院日期为止。

【提取指南】

包　含	排　除
·留置导尿管日数	·临时导尿日数 ·门急诊等非住院病区置管患者的留置日数

（一百零四）CVC 非计划拔管例次数（NQDS.O26）

【数据元素 ID】NQDS.O26。

【数据元素名称】CVC 非计划拔管例次数。

【数据元素定义】统计周期内住院患者留置中心静脉导管（Central Venous Catheter, CVC）发生非诊疗计划范畴内的拔管例次数总和。

【关联指标】中心静脉导管（CVC）非计划拔管率。

【数据格式】

• 类型：数值。

• 长度：3。

【允许值】0 ～ 999。

【建议的数据来源】

• 医疗机构安全（不良）事件管理系统。

• NIS。

• 医疗机构统计报表。

【提取说明】

• 同一患者在统计周期内 CVC 非计划拔管发生例次数按实际发生频次计算。

【提取指南】

包　含	排　除
• 患者自行拔除的 CVC • 各种原因导致的 CVC 滑脱 • 因导管质量问题及导管堵塞等情况需要提前拔除的 CVC • 因发生导管相关感染需要提前拔除的 CVC	• 血液透析用导管 • 医生根据患者病情转归程度，达到拔除导管指征，医嘱拔除导管 • 导管留置时间达到上限，应拔除或更换导管 • 门急诊等非住院病区患者的非计划拔管

（一百零五）CVC 留置总日数（NQDS.O27）

【数据元素 ID】NQDS.O27。

【数据元素名称】CVC 留置总日数。

【数据元素定义】统计周期内住院患者留置 CVC 的日数总和。

【关联指标】CVC 非计划拔管率、CVC 相关血流感染发生率。

【数据格式】

• 类型：数值。

• 长度：6。

【允许值】0 ～ 999 999。

【建议的数据来源】

· HIS。

· NIS。

· 医疗机构感染管理信息系统。

· 医疗机构统计报表。

【提取说明】

· 住院患者 CVC 留置总日数指统计周期内住院患者留置 CVC 的长期医嘱跨越 0 点的次数之和。每跨越 0 点 1 次计作 1 日，当天置入并拔除的不统计。

· 也可用 CVC 的拔除日期减去置入日期计算。

· 带管入院患者以入院当日开始，跨 0 点 1 次计作 1 日；带管出院患者以出院日期为止。

【提取指南】

包　含	排　除
· 留置 CVC 日数	· 血液透析用导管日数 · 门急诊等非住院病区置管患者的留置日数

（一百零六）PICC 非计划拔管例次数（NQDS.O28）

【数据元素 ID】NQDS.O28。

【数据元素名称】PICC 非计划拔管例次数。

【数据元素定义】统计周期内住院患者留置经外周置入的中心静脉导管（Peripherally Inserted Central Venous Catheters ， PICC）发生非诊疗计划范畴内的拔管例次数总和。

【关联指标】PICC 非计划拔管率。

【数据格式】

· 类型：数值。

· 长度：3。

【允许值】0 ～ 999。

【建议的数据来源】

· 医疗机构安全（不良）事件管理系统。

· NIS。

· 医疗机构统计报表。

【提取说明】

· 同一患者在统计周期内 PICC 非计划拔管例次数按实际发生频次计算。

【提取指南】

包 含	排 除
· 患者自行拔除的 PICC · 各种原因导致的 PICC 滑脱 · 因导管质量问题及导管堵塞等情况需要提前拔除的 PICC · 因发生导管相关感染需提前拔除的 PICC	· 医生根据患者病情转归程度，达到拔除导管指征，医嘱拔除导管 · 导管留置时间达到上限，应拔除或更换导管 · 门急诊等非住院病区患者的非计划拔管

（一百零七）PICC 留置总日数（NQDS.O29）

【数据元素 ID】NQDS.O29。

【数据元素名称】PICC 留置总日数。

【数据元素定义】统计周期内住院患者留置 PICC 的日数总和。

【关联指标】PICC 非计划拔管率、PICC 相关血流感染发生率。

【数据格式】

· 类型：数值。

· 长度：6。

【允许值】0 ～ 999 999。

【建议的数据来源】

· HIS。

· NIS。

· 医疗机构感染管理信息系统。

· 医疗机构统计报表。

【提取说明】

· 住院患者 PICC 留置总日数指统计周期内住院患者留置 PICC 的长期医嘱跨越 0 点的次数之和。每跨越 0 点 1 次计作 1 日，当天置入并拔除的不统计。

· 带管入院患者以入院当日开始，跨 0 点 1 次计作 1 日；带管出院患者以出院日期为止。

【提取指南】

包 含	排 除
· 留置 PICC 日数	· 门急诊等非住院病区置管患者的留置日数

（一百零八）CAUTI 诊断时间（NQDS.O30）

【数据元素 ID】NQDS.O30。

【数据元素名称】CAUTI 诊断时间。

【数据元素定义】指住院患者导尿管相关尿路感染（Catheter-Associated Urinary Tract Infection，CAUTI）诊断确立的公元年、月、日和时间的完整描述。

【关联指标】CAUTI 发生率。

【数据格式】

· 类型：时间（YYYY-MM-DD HH:MM:SS）。

· 长度：19。

【允许值】

· 阿拉伯数字，英文格式下的冒号、连接号、空格。

· YYYY：2000 ～ 2100。

· MM：01 ～ 12。

· DD：01 ～ 31。

· HH：00 ～ 23。

· MM：00 ～ 59。

· SS：00 ～ 59。

【建议的数据来源】

· 医疗机构感染管理信息系统。

· HIS。

· NIS。

· 医疗机构统计报表。

【提取说明】

· CAUTI 是指患者留置导尿管 48 小时后至拔除导尿管 48 小时内发生的泌尿系统感染，主要诊断依据临床表现结合病原学检查。

· 住院患者 CAUTI 以诊断确立的时间为准。

【提取指南】

包 含	排 除
无	无

（一百零九）CAUTI 发生例次数（NQDS.O31）

【数据元素 ID】NQDS.O31。

【数据元素名称】CAUTI 发生例次数。

【数据元素定义】统计周期内住院患者留置导尿管 48 小时后至拔除导尿管 48 小时内发生的泌尿系统感染例次数。

【关联指标】CAUTI 发生率。

【数据格式】

· 类型：数值。

· 长度：4。

【允许值】0 ～ 9999。

【建议的数据来源】

· 医疗机构感染管理信息系统。

· HIS。

· NIS。

· EMRS。

· 医疗机构统计报表。

【提取说明】

· 同一患者在统计周期内 CAUTI 发生例次数按实际发生频次统计。

【提取指南】

包　含	排　除
· 留置导尿管 48 小时后至拔除导尿管 48 小时内发生的导尿管相关感染	无

（一百一十）CVC 相关血流感染诊断时间（NQDS.O32）

【数据元素 ID】NQDS.O32。

【数据元素名称】CVC 相关血流感染诊断时间。

【数据元素定义】指住院患者 CVC 相关血流感染诊断确立的公元年、月、日和时间的完整描述。

【关联指标】CVC 相关血流感染发生率。

【数据格式】

· 类型：时间（YYYY-MM-DD HH:MM:SS）。

· 长度：19。

【允许值】

· 阿拉伯数字，英文格式下的冒号、连接号、空格。

· YYYY：2000 ～ 2100。

· MM：01 ～ 12。

· DD：01 ～ 31。

· HH：00 ～ 23。

· MM：00 ～ 59。

· SS：00 ～ 59。

【建议的数据来源】

· 医疗机构感染管理信息系统。

· HIS。

· NIS。

· 医疗机构统计报表。

【提取说明】

· CVC 相关血流感染是指患者留置 CVC 48 小时后至拔除 CVC 48 小时内发生的原发性，且与其他部位存在感染无关的血流感染。

· 住院患者 CVC 相关血流感染以诊断确立的时间为准。

【提取指南】

包　含	排　除
无	无

（一百一十一）CVC 相关血流感染发生例次数（NQDS.O33）

【数据元素 ID】NQDS.O33。

【数据元素名称】CVC 相关血流感染发生例次数。

【数据元素定义】统计周期内住院患者留置 CVC 48 小时后至拔除 CVC 48 小时内发生的原发性血流感染例次数。

【关联指标】CVC 相关血流感染发生率。

【数据格式】

· 类型：数值。

· 长度：4。

【允许值】0 ～ 9999。

【建议的数据来源】

• 医疗机构感染管理信息系统。

• HIS。

• NIS。

• EMRS。

• 医疗机构统计报表。

【提取说明】

• 同一患者统计在周期内 CVC 相关血流感染发生例次数按实际发生频次计算。

【提取指南】

包　含	排　除
• 留置 CVC 48 小时后至拔除 CVC 48 小时内被诊断为导管相关血流感染	• 血液透析用导管

（一百一十二）PICC 相关血流感染诊断时间（NQDS.O34）

【数据元素 ID】NQDS.O34。

【数据元素名称】PICC 相关血流感染诊断时间。

【数据元素定义】指住院患者 PICC 相关血流感染诊断确立的公元年、月、日和时间的完整描述。

【关联指标】PICC 相关血流感染发生率。

【数据格式】

• 类型：时间（YYYY-MM-DD HH:MM:SS）。

• 长度：19。

【允许值】

• 阿拉伯数字，英文格式下的冒号、连接号、空格。

• YYYY：2000 ～ 2100。

• MM：01 ～ 12。

• DD：01 ～ 31。

• HH：00 ～ 23。

• MM：00 ～ 59。

• SS：00 ～ 59。

【建议的数据来源】

• 医疗机构感染管理信息系统。

• HIS。

• NIS。

• 医疗机构统计报表。

【提取指南】

• PICC 相关血流感染是指患者留置 PICC 48 小时后至拔除 PICC 48 小时内发生的原发性，且与其他部位存在感染无关的血流感染。

• 住院患者 PICC 相关血流感染以诊断确立的时间为准。

【提取指南】

包　含	排　除
无	无

（一百一十三）PICC 相关血流感染发生例次数（NQDS.O35）

【数据元素 ID】NQDS.O35。

【数据元素名称】PICC 相关血流感染发生例次数。

【数据元素定义】统计周期内住院患者留置 PICC 48 小时后至拔除 PICC 48 小时内发生的原发性血流感染例次数。

【关联指标】PICC 相关血流感染发生率。

【数据格式】

• 类型：数值。

• 长度：4。

【允许值】0 ～ 9999。

【建议的数据来源】

• 医疗机构感染管理信息系统。

• HIS。

• NIS。

• EMRS。

• 医疗机构统计报表。

【提取说明】

• 同一患者在统计在周期内 PICC 相关血流感染发生例次数按实际发生频次计算。

【提取指南】

包　含	排　　除
• 留置 PICC 48 小时后至拔除 PICC 48 小时内被诊断为导管相关血流感染	无

（一百一十四）VAP 诊断时间（NQDS.O36）

【数据元素 ID】NQDS.O36。

【数据元素名称】VAP 诊断时间。

【数据元素定义】指住院患者呼吸机相关性肺炎（Ventilator Associated Pneumonia, VAP）诊断确立的公元年、月、日和时间的完整描述。

【关联指标】VAP 发生率。

【数据格式】

• 类型：时间（YYYY-MM-DD HH:MM:SS）。

• 长度：19。

【允许值】

• 阿拉伯数字，英文格式下的冒号、连接号、空格。

• YYYY：2000 ～ 2100。

• MM：01 ～ 12。

• DD：01 ～ 31。

• HH：00 ～ 23。

• MM：00 ～ 59。

• SS：00 ～ 59。

【建议的数据来源】

• 医疗机构感染管理信息系统。

• HIS。

• NIS。

• 医疗机构统计报表。

【提取说明】

• VAP 是指机械通气 48 小时后至停用机械通气、拔除人工气道（气管插管或气管切开）导管后 48 小时内发生的新的感染性肺实质炎性反应。

• 住院患者 VAP 以诊断确立的时间为准。

【提取指南】

包　含	排　除
无	无

（一百一十五）VAP 发生例次数（NQDS.O37）

【数据元素 ID】NQDS.O37。

【数据元素名称】VAP 发生例次数。

【数据元素定义】统计周期内住院患者建立人工气道（气管插管或气管切开）并接受机械通气 48 小时后至停止机械通气、拔除人工气道（气管插管或气管切开）48 小时内所发生的肺炎例次数。

【关联指标】VAP 发生率。

【数据格式】

• 类型：数值。

• 长度：4。

【允许值】0 ～ 9999。

【建议的数据来源】

• 医疗机构感染管理信息系统。

• HIS。

• NIS。

• EMRS。

• 医疗机构统计报表。

【提取说明】

• 同一患者统计周期内 VAP 发生例次数按实际发生频次计算。

【提取指南】

包　含	排　除
• 使用机械通气 48 小时后至停止机械通气、拔除人工气道（气管插管或气管切开）48 小时内所发生的肺炎	• 无创机械通气

（一百一十六）护理人员发生锐器伤例次数（NQDS.O38）

【数据元素 ID】NQDS.O38。

【数据元素名称】护理人员发生锐器伤例次数。

【数据元素定义】统计周期内，护理人员在本院工作过程中发生锐器伤的总例次数。

【关联指标】锐器伤发生率。

【数据格式】

• 类型：数值。

• 长度：3。

【允许值】0 ～ 999。

【建议的数据来源】

• 医疗机构安全（不良）事件管理系统。

• 医疗机构统计报表。

【提取说明】

• 在医院护理岗位工作的人员发生的锐器伤。

• 同一人员统计周期内多次发生锐器伤则按实际频次计算。

【提取指南】

包　含	排　除
• 本院执业护士 • 新入职未注册护士 • 规培护士 • 实习护士 • 进修护士（无论是否本院注册）	• 不在护理岗位工作的护士（如在党办工作护士）发生的锐器伤 • 非工作过程中发生的锐器伤

（一百一十七）新生儿院内尿布皮炎发生例次数（NQDS.O39）

【数据元素 ID】NQDS.O39。

【数据元素名称】新生儿院内尿布皮炎发生例次数。

【数据元素定义】指统计周期内新生儿入院后新发生的尿布皮炎的例次数。

【关联指标】新生儿院内尿布皮炎发生率、新生儿中度及以上院内尿布皮炎占比。

【数据格式】

• 类型：数值。

• 长度：3。

【允许值】0 ～ 999。

【建议的数据来源】

• HIS。

- NIS。
- EMRS。
- 医疗机构安全（不良）事件管理系统。
- 医疗机构统计报表。

【提取说明】

- 新生儿从 A 病区转入 B 病区，如交接前在 A 病区发生院内尿布皮炎计为 A 病区例数，交接后发生的新部位尿布皮炎计为 B 病区例数。
- 同一新生儿一次住院期间多次发生，发生 1 次痊愈后的再发生则计算为新发病例；院外带入尿布皮炎，若分期加重或发生了新的部位也计为 1 例。

【提取指南】

包　含	排　除
• 住院新生儿入院后发生的符合诊断的尿布皮炎	• 母婴同室新生儿尿布皮炎 • 院外带入尿布皮炎

（一百一十八）新生儿中度及以上院内尿布皮炎发生例次数（NQDS.O40）

【数据元素 ID】NQDS.O40。

【数据元素名称】新生儿中度及以上院内尿布皮炎发生例次数。

【数据元素定义】是指统计周期内新生儿入院后新发生的中度及以上分期的尿布皮炎的例次数。

【关联指标】新生儿院内尿布皮炎发生率、新生儿中度及以上院内尿布皮炎占比。

【数据格式】

- 类型：数值。
- 长度：3。

【允许值】0 ～ 999。

【建议的数据来源】

- HIS。
- NIS。
- EMRS。
- 医疗机构安全（不良）事件管理系统。
- 医疗机构统计报表。

【提取说明】

- 新生儿尿布皮炎根据严重程度，可分为轻、中、重 3 个等级。轻度为皮肤红斑或红疹，没有破损；中度为皮肤红斑或红疹，有轻微破损；重度为皮肤红斑或红疹，有大面积破损或溃疡（不是压力性损伤），如伴有念珠菌感染可见鲜明的红色卫星状损伤 / 脓疮，可能扩展到腹股沟或皮肤皱褶处。

- 同一新生儿一次住院期间，若轻度尿布皮炎分期加重至中度或重度应计为 1 例次新生儿中度及以上院内尿布皮炎。

- 院外带入尿布皮炎，若分期加重至中度或重度也计为 1 例次。

【提取指南】

包　含	排　除
· 新生儿中度院内尿布皮炎 · 新生儿重度院内尿布皮炎	· 新生儿轻度院内尿布皮炎 · 母婴同室新生儿尿布皮炎

（一百一十九）患儿外周静脉输液渗出 / 外渗发生例次数（NQDS.O41）

【数据元素 ID】NQDS.O41。

【数据元素名称】患儿外周静脉输液渗出 / 外渗发生例次数。

【数据元素定义】指统计周期内，患儿住院期间外周静脉输液过程中，发生药物渗出例次数和药物外渗例次数之和。

【关联指标】患儿外周静脉输液渗出 / 外渗发生率、患儿外周静脉输液外渗占比。

【数据格式】

- 类型：数值。

- 长度：3。

【允许值】0 ～ 999。

【建议的数据来源】

- HIS。

- NIS。

- EMRS。

- 医疗机构安全（不良）事件管理系统。

- 医疗机构统计报表。

【提取说明】

- 药物渗出，指在外周静脉输液过程中，非腐蚀性药液进入静脉管腔以外的周围组织。

- 药物外渗，指在外周静脉输液过程中，腐蚀性药液进入静脉管腔以外的周围组织。
- 统计患儿外周静脉输液渗出和外渗发生例次数时，以实际频次计算。

【提取指南】

包　含	排　除
• 住院患儿使用一次性钢针、留置针等外周静脉置管输液发生渗出及外渗 • 住院患儿为接受辅助检查做准备而临时置入、检查后即拔除的留置针输液发生渗出及外渗	• 外周静脉置管以外的置管（如动脉置管、中心静脉置管）输液发生渗出及外渗

（一百二十）患儿外周静脉输液外渗发生例次数（NQDS.O42）

【数据元素 ID】NQDS.O42。

【数据元素名称】患儿外周静脉输液外渗发生例次数。

【数据元素定义】指统计周期内，患儿住院期间外周静脉输液过程中，发生药物外渗的例次数。

【关联指标】患儿外周静脉输液外渗占比。

【数据格式】

- 类型：数值。
- 长度：3。

【允许值】0 ～ 999。

【建议的数据来源】

- HIS。
- NIS。
- EMRS。
- 医疗机构安全（不良）事件管理系统。
- 医疗机构统计报表。

【提取说明】

- 药物外渗，指腐蚀性药液在外周静脉输液过程中进入静脉管腔以外的周围组织。
- 统计患儿外周静脉输液外渗发生例次数时，以实际频次计算。

【提取指南】

包　含	排　除
• 住院患儿使用一次性钢针、留置针等外周静脉置管输液发生外渗 • 住院患儿为接受辅助检查做准备而临时置入、检查后即拔除的留置针输液发生外渗	• 外周静脉置管以外的置管（如动脉置管、中心静脉置管）输液发生的外渗 • 住院患儿使用一次性钢针、留置针等外周静脉置管输液发生渗出

（一百二十一）患儿外周静脉通路留置总日数（NQDS.O43）

【数据元素 ID】NQDS.O43。

【数据元素名称】患儿外周静脉通路留置总日数。

【数据元素定义】指统计周期内患儿在住院期间留置外周静脉通路的日数之和。

【关联指标】患儿外周静脉输液渗出 / 外渗发生率。

【数据格式】

• 类型：数值。

• 长度：5。

【允许值】0 ～ 99 999。

【建议的数据来源】

• HIS。

• NIS。

• 医疗机构统计报表。

【提取说明】

• 统计时，带管入科（包括新入院或从其他科室转入）患儿从入科当日开始，每跨越 0 点 1 次计作 1 日，带管转科患儿以转科日期为止。

• 当天置入并拔除也计作 1 日。

• 若同一住院患儿留置多条外周静脉通路则应计算每一条通路相应的留置日数。

【提取指南】

包　含	排　除
• 住院患儿留置一次性钢针、留置针等外周静脉置管的总日数 • 住院患儿为接受辅助检查做准备而临时置入、检查后即拔除的留置针留置日数	• 外周静脉置管以外的置管（如动脉置管、中心静脉置管）留置的日数

（一百二十二）出院患儿中持续母乳喂养的 6 月龄内患儿数（NQDS.O44）

【数据元素 ID】NQDS.O44。

【数据元素名称】出院患儿中持续母乳喂养的 6 月龄内患儿数。

【数据元素定义】统计周期内的出院患儿中，入院时月龄 ≤ 6 个月且入院时、出院时皆为母乳喂养的患儿数，包括出院当时未能实现母乳喂养、但评估确定回家后能实现母乳喂养（患儿无母乳喂养禁忌证、母亲有泌乳功能且有喂养意愿）的患儿。

【关联指标】6 月龄内患儿母乳喂养维持率。

【数据格式】

• 类型：数值。

• 长度：3。

【允许值】0 ～ 999。

【建议的数据来源】

• HIS。

• NIS。

• 医疗机构统计报表。

【提取说明】

• 统计时以患儿入院时的月龄 ≤ 6 个月为准。

【提取指南】

包　含	排　除
• 纯母乳喂养、混合喂养的 6 月龄内患儿（含新生儿）	• 母婴同室新生儿 • 捐赠母乳喂养患儿 • 明确禁止母乳喂养的疾病患儿 • 母亲疾病或用药禁止母乳喂养的患儿

（一百二十三）出院患儿中入院时为母乳喂养的 6 月龄内患儿数（NQDS.O45）

【数据元素 ID】NQDS.O45。

【数据元素名称】出院患儿中入院时为母乳喂养的 6 月龄内患儿数。

【数据元素定义】指统计周期内的出院患儿中，入院时月龄 ≤ 6 个月且入院时为母乳喂养的患儿数。新生儿入院时无论是否母乳喂养（除明确禁止母乳喂养）均应纳入分母。

【关联指标】6 月龄内患儿母乳喂养维持率。

【数据格式】

· 类型：数值。

· 长度：3。

【允许值】0 ～ 999。

【建议的数据来源】

· HIS。

· NIS。

· 医疗机构统计报表。

【提取说明】

· 统计时以患儿入院时的月龄≤ 6 个月为准。

【提取指南】

包　含	排　除
· 纯母乳喂养、混合喂养的 6 月龄内患儿 · 所有住院新生儿（除明确禁止母乳喂养）	· 母婴同室新生儿 · 捐赠母乳喂养患儿 · 明确禁止母乳喂养的疾病患儿 · 母亲疾病或用药禁止母乳喂养的患儿

第二章

护理质量指标集

第一节　护理质量指标集介绍

本章节详细介绍了护理质量指标集所包含的指标，包括指标的编码、定义、意义、公式、说明、数据收集方法、指标分析建议和相关的数据元素等信息。这些信息旨在帮助指标数据使用单位正确理解和使用数据元素计算质量指标，消除使用数据元素计算质量指标方面的歧义。通过使用统一的指标收集、计算方法，各方均能得到同质化的结果，并满足在此基础上进行跨医疗机构、跨区域的对比和分析。

护理质量指标集（Nursing Quality Indicators，NQI）包含结构指标、过程指标和结果指标，共 20 个，各指标编码为 NQI-01 ～ NQI-20。若某项指标下包含二级指标，在主编码后加英文字母，如床护比（NQI-01）指标下包含医疗机构床护比（NQI-01A）、病区床护比（NQI-01B）、重症医学科床护比（NQI-01C）和儿科病区床护比（NQI-01D）4 项二级指标。

建议开展护理质量指标监测工作的医疗机构按照本章节内容，处理和分析所在医疗机构采集的护理质量指标相关数据，确保指标计算的标准化、规范化和同质化，促进医疗机构护理质量管理的循证化、科学化和统一化。

第二节　数据字典术语解释

一、护理质量指标编码

护理质量指标编码为护理质量指标在 2022 版实施指南中的唯一性标识。

二、指标定义

解释护理质量指标的内涵。

三、指标意义

阐述护理质量指标在护理质量监测中的意义。

四、计算公式

用于计算护理质量指标结果的公式，明确分子与分母内容。

五、说明

在使用公式计算某质量指标的分子和分母时，对可能出现的特殊情况的说明与处理。

六、数据收集方法

如何获得符合医疗机构实际情况的质量指标分子和分母数据。

七、指标分析建议

对医疗机构获得的质量指标数据如何分析，给出建议。由于大多数指标缺少公开的、可对比的数据，因此只做了原则上的说明，随着国家护理质量数据平台的数据积累，会逐步推动相关内容的完善和丰富。

八、数据元素

介绍计算质量指标需要采集基本数据集中哪些数据元素。

第三节　护理质量指标

一、床护比（NQI-01）

（一）指标定义

床护比，指统计周期内，监测单元实际开放床位数与所配备的执业护士人数比例。根据监测单元范围的不同，可以分为医疗机构床护比、病区床护比、重症医学科床护比、儿科病区床护比或其他某病区床护比等。

1.医疗机构床护比（NQI-01A）：统计周期内，医疗机构实际开放床位数与医疗机构执业护士人数的比。

2.病区床护比（NQI-01B）：统计周期内，医疗机构实际开放床位数与医疗机构病区执业护士人数的比。

3. 重症医学科床护比（NQI-01C）：统计周期内，重症医学科实际开放床位数与其所配备的执业护士人数的比。

4. 儿科病区床护比（NQI-01D）：统计周期内，儿科病区实际开放床位数与其所配备的执业护士人数的比。

（二）指标意义

反映医疗机构实际开放床位和护理人力的匹配关系。了解当前实际开放床位所配备的护理人力配备状况，建立一种以实际开放床位为导向的护理人力配备管理模式，保障一定数量开放床位病区的基本护理人力配备。为医疗机构及其病区护理人力配备提供参考、评价指标。评价医疗机构、病区或重症医学科基本护理人力配备情况，可进行同级别医疗机构横向比较。

（三）计算公式

1. 医疗机构床护比（1 ：X）=1 ： $\dfrac{\text{同期医疗机构执业护士人数}}{\text{统计周期内医疗机构实际开放床位数}}$

2. 病区床护比（1 ：X）=1 ： $\dfrac{\text{同期医疗机构病区执业护士人数}}{\text{统计周期内医疗机构实际开放床位数}}$

3. 重症医学科床护比（1 ：X）=1 ： $\dfrac{\text{同期重症医学科执业护士人数}}{\text{统计周期内重症医学科实际开放床位数}}$

4. 儿科病区床护比（1 ：X）=1 ： $\dfrac{\text{同期儿科病区执业护士人数}}{\text{统计周期内儿科病区实际开放床位数}}$

（四）说明

1. 执业护士：指取得护士执业资格、在本医疗机构注册并在护理岗位工作的护士。统计周期内执业护士人数，即统计周期初执业护士人数与统计周期末执业护士人数之和除以2。

包含：临床护理岗位护士、护理管理岗位护士、其他护理岗位护士、护理岗位的返聘护士、护理岗位的休假（含病产假）护士。

排除：医疗机构职能部门、后勤部门、医保等非护理岗位护士，未取得护士执业资格人员，未在本院注册的护士。

2. 实际开放床位数：指医疗机构实际长期固定开放的床位数（不论该床是否被患者占用，都应计算在内）。

包含：编制床位；除编制床位外，经医疗机构确认、可以常规收治患者的床位；开放时间≥统计周期1/2的加床床位。

排除：急诊抢救床位、急诊观察床位、手术室床位、麻醉恢复室床位、血液透析室床位、接产室的待产床和接产床、母婴同室新生儿床、检查床、治疗床、临时加床。

3. 病区：指医疗机构有实际住院床位病区的总称（包含重症医学科）。

4. 重症医学科：指独立设置的收治危重患者的科室或病区，其人员管理和使用应当独立于其他科室或病区。

包含：综合重症监护病房、独立的专科重症监护病房（如呼吸科重症监护病房、新生儿重症监护病房等）。

排除：科室内部设立的重症监护病床、与其他科室或病区存在人员交叉管理使用的重症监护病区。

5. 儿科病区：指独立设置的收治儿童患者（≤ 18 岁）的病区。

包含：儿童呼吸、消化、神经、泌尿、血液、内分泌等内外科疾病的儿童病区。

排除：新生儿重症监护病区、儿童重症监护病区（Pediatric Intensive Care Unit，PICU）、儿科门诊、急诊等。

（五）数据收集方法

通过医疗机构各种信息系统，如 HIS、医疗机构病案信息系统、医疗机构人力资源管理信息系统、医疗机构质量管理信息系统、NIS 等产生的医疗机构信息统计报表，获取通用类数据。

如医疗机构没有信息系统，可利用 office 等办公软件建立相关数据收集表，收集统计相关数据信息。

（六）指标分析建议

1. 建议此指标按照季度和年度进行统计监测。

2. 全年的指标值应直接利用公式获得，不能通过各个月值的算术平均数或者各个月值的分子、分母累加获得。如执业护士人数计算方法为统计周期初执业护士人数与统计周期末执业护士人数之和除以 2，因此，当以年为周期时，执业护士人数应为 1 月 1 日执业护士人数和 12 月 31 日执业护士人数的平均数。

3. 床护比可以应用于护理人力配置的预判和护理质量与护理人力配置关联推断这两个方面。在评价医疗机构及各病区护理人力配备情况、新开医疗机构或病区配备护理人员时可参考使用床护比指标。

4. 管理者定期分析各个病区床护比，通过床护比的变化识别护理人力的配置是否合理，进而提前进行护理质量风险的预判，做好应对和预案，以保障患者的安全和护理质量。

5. 由于各医疗机构编制床位与实际开放床位有一定差异，收治病种、危重患者比例不同，而且很多医疗机构病区会在实际开放床位基础上有临时加床现象，所以床护比作为基础护理人力配备指标之一不能完全评价、指导临床护理人力合理配备，床护比指标应考量床位使用率、平均住院日、危重患者人数等实际护理工作量进行护士人力配备。

6. 医疗机构此指标的监测结果低于或高于公开的阈值上下限，在考虑监测方法"可靠性"的同时，也需要考虑医疗机构专科特点和收治住院患者情况等因素。同区域或同类型医疗机构的指标可能更有参考性。

（七）数据元素

1. NQDSG01 病区代码。

2. NQDS.S01 医疗机构编制床位数。

3. NQDS.S02 医疗机构实际开放床位数。

4. NQDS.S03 医疗机构执业护士人数。

5. NQDS.S04 医疗机构病区执业护士人数。

6. NQDS.S06 重症医学科实际开放床位数。

7. NQDS.S07 重症医学科执业护士人数。

8. NQDS.S08 儿科病区实际开放床位数。

9. NQDS.S09 儿科病区执业护士人数。

二、护患比（NQI-02）

（一）指标定义

护患比，指统计周期内，责任护士人数与其负责照护住院患者数量的比例。根据监测范围的不同，可以分为白班平均护患比、夜班平均护患比、平均每天护患比、时点调查护患比等。

1. 白班平均护患比（NQI-02A）：统计周期内，每天白班责任护士数与其负责照护的住院患者数的比。

2. 夜班平均护患比（NQI-02B）：统计周期内，每天夜班责任护士数与其负责照护的住院患者数的比。

3. 平均每天护患比（NQI-02C）：统计周期内，每天白班、夜班责任护士数之和与其负责照护的住院患者数之和的比。

4. 时点调查护患比（NQI-02D）：调查某时刻的病区责任护士数与其负责照护的住院患者数的比。

（二）指标意义

该指标反映的是需要照护的住院患者数量和护理人力的匹配关系，评价医疗机构及各病区有效护士人力配备情况，进而建立一种以护理服务需求为导向的科学调配护理人力的管理模式，保障患者的安全和护理服务质量。

（三）计算公式

1. 白班平均护患比（1：X）=1：$\dfrac{同期白班护理患者数}{统计周期内白班责任护士数}$

2. 夜班平均护患比（1：X）=1：$\dfrac{同期夜班护理患者数}{统计周期内夜班责任护士数}$

3. 平均每天护患比（1：X）=1：$\dfrac{同期每天白班、夜班护理患者数之和}{统计周期内每天白、夜班责任护士数之和}$

4. 时点调查护患比（1：X）=1：$\dfrac{该时点住院患者数}{某时点病区责任护士数}$

（四）说明

1. 班次：护患比数据收集涉及的班次分"白班""夜班"两类。因各医疗机构护理班次存在差异，统计时以 8 小时为 1 个标准班次时长，责任护士每工作 8 小时计为 1 名责任护士人力，患者每被护理 8 小时计为 1 名护理患者工作量。

班次的起止时间依据本单位的班次规定时间，如白班 8:00 ～ 17:00（白班时长 9 小时），夜班 17:00 ～ 8:00（夜班时长 15 小时）；或白班 8:00 ～ 18:00（白班时长 10 小时），夜班 18:00 ～ 8:00（夜班时长 14 小时）等，医疗机构间可以不同。

特殊说明：注意区分班次时长与工作时长。班次时长为班次起止时间之差，为固定值。工作时长为责任护士具体工作的时长。如某医院白班 8:00 ～ 17:00，责任护士 1 排班 8:00 ～ 13:00，责任护士 2 排班 10:00 ～ 14:00，则白班时长为 9 小时，责任护士 1 白班工作时长为 5 小时，责任护士 2 白班工作时长为 4 小时。

2. 责任护士：直接护理住院患者的执业护士。

包括：直接护理患者的护士。计算责任护士人力时，"帮班""两头班"等相关辅助护理岗位护士人力直接护理患者时也应计算在内。

排除：治疗护士、办公班护士、配药护士、护士长（一般情况下，护士长不计算在内，当护士长承担责任护士的工作时才计算在内），以及其他非直接护理患者的护士。

3. 责任护士人数：指统计周期内所有责任护士人力之和，责任护士每工作 8 小时计为 1 名责任护士人力。某班责任护士数 = 某班次时段内所有责任护士上班小时数之和除以 8。

（1）某白班责任护士数＝白班所有责任护士工作时长之和除以8。如果某病区白班8:00～18:00（白班时长10小时），某天排班共有白班责任护士7名，其中5人每人白班时段内工作时长8小时；另外2人，每人白班时段内工作时长6小时；则该白班责任护士数为（5×8+2×6）÷8=6.5人。

（2）某夜班责任护士数＝夜班所有责任护士工作时长之和除以8。如果某病区夜班17:00～次日8:00（夜班时长15小时），某天排班共有夜班责任护士6名，其中有2个责任护士17:00～次日1:00值班；有2个责任护士1:00～8:00值班；夜班"帮班"护士2名，每人工作时长4小时；则该夜班责任护士数为（2×8+2×7+2×4）÷8=4.75人。

（3）统计周期内责任护士总数：累计统计周期内每天白班、夜班责任护士数之和。

（4）某时点责任护士数：医疗机构进行时点调查时，统计调查时的病区责任护士数之和。特殊说明：时点调查是横断面调查，此处的责任护士数为调查此时此刻正在上班的责任护士人数，直接统计人数，无须公式换算。

4.护理患者数：指统计周期内，责任护士护理的住院患者工作量，患者每被护理8小时计为1名护理患者工作量。某班护理患者数＝（某班接班时在院患者数＋某班时段内新入患者数）×（班次时长÷8）。新入患者包含新入院和转入。

包含：所有办理住院手续的患者。

排除：办理住院手续但实际未到达病区即撤销住院手续或退院的患者；母婴同室新生儿。

（1）某白班护理患者数＝（白班接班时在院患者数＋白班时段内新入患者数）×（白班时长÷8）。

如某病区白班8:00～18:00（白班时长10小时）。某天白班接班时在院患者20人；白班期间，转出1人，死亡1人，转入1人，新入2人，则该班次"护理患者数"为〔20（在院患者）+1（转入）+2（新入）〕×（10÷8）=28.75人。

（2）某夜班护理患者数＝（夜班接班时在院患者数＋夜班时段内新入患者数）×（夜班时长÷8）。

如某病区夜班18:00～次日8:00（夜班时长14小时）。某夜班接班时在院患者20人；夜班期间，转出1人，死亡1人，转入1人，新入2人，则该班次"护理患者数"为〔20（在院患者）+1（转入）+2（新入）〕×（14÷8）=40.25人。

（3）统计周期内护理的患者总数：累计统计周期内每天白班、夜班护理的患者数之和。

（4）某时点住院患者数：医疗机构进行时点调查时，统计调查时的住院患者数之和。特殊说明：时点调查是横断面调查，此处的住院患者数为调查此时此刻病区住院患者人数之和，直接统计人数，无须公式换算。

（五）数据收集方法

通过护理排班信息系统，获取病区责任护士人数；通过 HIS 系统获取护理患者人数；如医疗机构没有信息系统，可利用 office 等办公软件建立病区各班次责任护士、护理的患者数统计表，获取责任护士人数、护理的患者数，收集统计相关数据信息。

（六）指标分析建议

1. 建议此指标按照天、月、季度和年度进行统计，并监测各病区及白班、夜班班次指标数据。根据管理需要，可以监测某时间段护患比。

2. 医疗机构此指标的监测结果低于或高于被公开的阈值，在考虑监测方法"可靠性"的同时，也需要考虑医疗机构专科特点和护理的住院患者情况等因素。同区域或同类型医疗机构的指标可能更有参考性。

3. 护患比可以应用于护理人力配置的预判和护理质量与护理人力配置关联推断这两个方面。

4. 管理者定期监测各个病区护患比，并关联护理质量结果进行综合分析，识别护理人力的配置是否合理，进而提前进行护理质量风险的预判，做好应对和预案，以保障患者的安全和护理质量。

5. 以护患比为护理人力配备的参考指标时，除考虑护患比关联护理结果质量指标分析，还应考虑各医疗机构或病区护理的患者病种、疑难程度，护士能力等实际情况。

（七）数据元素

1. NQDS.G01 病区代码。

2. NQDS.S10 白班责任护士数。

3. NQDS.S11 白班护理患者数。

4. NQDS.S12 夜班责任护士数。

5. NQDS.S13 夜班护理患者数。

6. NQDS.S14 某时点住院患者数。

7. NQDS.S15 某时点责任护士数。

三、每住院患者24小时平均护理时数（NQI-03）

（一）指标定义

每住院患者24小时平均护理时数，指统计周期内，医疗机构病区执业护士实际上班小时数与住院患者实际占用床日数的比。

（二）指标意义

反映每住院患者平均每天实际得到的护理时间，包括直接护理时数、间接护理时数、相关护理时数。监测每住院患者24小时平均护理时数可以帮助管理者了解患者所得到的护理服务时长，进而推算出护理工作负荷及患者所需的护理服务时数，指导管理者合理地调配护理人员，帮助促进护理工作效率提升，护士将有更多工作时间用于照护患者。

（三）计算公式

$$每住院患者24小时平均护理时数 = \frac{同期医疗机构病区执业护士实际上班小时数}{统计周期住院患者实际占用床日数}$$

（四）说明

1.医疗机构病区执业护士实际上班小时数：统计周期内医疗机构住院病区所有执业护士实际上班小时数之和。

包含：病区护士上班小时数、病区护士长上班小时数、病区返聘护士上班小时数、规培/进修人员执业资格注册地点变更到本医疗机构的护士上班小时数。

排除：未取得护士执业资格人员上班小时数，非住院病区护士上班小时数，如手术室、门诊、血液透析室等。

2.住院患者实际占用床日数：统计周期内医疗机构住院病区每天0点住院患者实际占用的床日数总和。患者入院后于当日24点以前出院或死亡的，应作为实际占用床位1日统计。

包含：占用的正规病床日数、占用的临时加床日数。

排除：占用的急诊抢救床日数、急诊观察床日数、手术室床日数、麻醉恢复室床日数、血液透析室床日数、接产室的待产床和接产床床日数、母婴同室新生儿床日数、检查床床日数和治疗床床日数。

（五）数据收集方法

通过护理排班信息系统，获取病区执业护士工作班次及时数；通过HIS系统或医疗机构病案信息系统、医疗机构质量管理信息系统获取住院患者实际占用床日数；如医疗机构没有信息系统，可利用 office 等办公软件建立病区执业护士工作班次及时数、实际占用床日数数据收集表，收集统计相关数据信息。

（六）指标分析建议

1. 建议此指标按照月、季度和年度进行统计，并监测各病区及白班、夜班班次指标数据。根据管理需要，可以测算天、周或某时间段护理时数。

2. 此指标全年的值不能通过各个月值的算术平均数获得，而应直接利用公式获取分子、分母数值计算获得。

3. 每住院患者 24 小时平均护理时数可作为动态测量的护理指标之一，与护理结构、护理过程、护理结果质量指标关联，观察影响、并能保证护理结果的合适护理时数值，根据患者情况、执业环境和护士能力等因素，动态调整护理人力配置。

4. 医疗机构此指标的监测结果低于或高于被公开的阈值，在考虑监测方法"可靠性"的同时，也需要考虑医疗机构专科特点和收治住院患者情况等因素。同区域或同类型医疗机构的指标可能更有参考性。

5. 每住院患者 24 小时平均护理时数可以应用于护理人力配置的预判和护理质量与护理人力配置关联推断这两个方面。

6. 管理者定期测量各个病区"每住院患者 24 小时平均护理时数"，并关联护理质量结果进行综合分析，识别护理人力的配置是否合理，进而提前进行护理质量风险的预判，做好应对和预案，以保障患者的安全和护理质量。

7. 以"每住院患者 24 小时平均护理时数"为护理人力配备的参考指标时，除考虑其关联护理结果质量指标分析，还应考虑各医疗机构或病区收治患者病种、疑难比例不同，工作效率不同的实际情况。

（七）数据元素

1. NQDS.G01 病区代码。

2. NQDS.S16 病区执业护士实际上班小时数。

3. NQDS.S17 住院患者实际占用床日数。

四、不同级别护士配置占比（NQI-04）

（一）指标定义

不同级别护士配置占比是指在医疗机构或其部门中，不同能力级别护士在本机构或本部门所有执业护士中的占比。"能力"需要用具体的维度来测量。常用的维度有工作年限、专业技术职称、学历（学位）等。

　　工作年限：指护士注册后从事护理工作的年限，推荐划分 6 个级别，分别是 <1 年、1≤y<2 年、2≤y<5 年、5≤y<10 年、10≤y<20 年、≥20 年。

　　专业技术职称：指经国务院人事主管部门授权的相关机构组织评审的卫生系列专业技术职务级别。护士的专业技术职称可划分为 5 个级别，分别是初级（士）、初级（师）、主管护师、副主任护师、主任护师。

　　学历（学位）：指个体在教育机构的学习经历，通常指学习者最后也是最高层次的学习经历，以教育部门批准实施学历（学位）教育、具有国家认可文凭颁发权力的学校及其他教育机构所颁发的学历（学位）证书为凭证。学历（学位）可分为 5 个级别，分别是中专、大专、本科、硕士、博士。

　　护理管理人员：包括护理部主任、护理部副主任、科护士长、护士长、副护士长，以及与上述类别相当且经过医院正式任命的人员；也包括虽无行政职务，但由医院人事部门认可的，在护理部从事医院护理管理工作的护理部干事。

　　1. 不同工作年限护士配置占比（NQI-04A）：统计周期内，不同工作年限的护士在执业护士中所占的比例。重点关注病区 5 年以下护士占比、病区 20 年及以上护士占比及医疗机构 10 年及以上护士占比。

　　2. 不同职称护士配置占比（NQI-04B）：统计周期内，不同职称的护士在执业护士中所占的比例。重点关注主管护师及以上护士占比。

　　3. 不同学历（学位）护士配置占比（NQI-04C）：统计周期内，不同学历（学位）的护士在执业护士中所占的比例。重点关注本科及以上护士占比。

　　4. 护理管理人员占比（NQI-04D）：统计周期内，护理管理人员在执业护士中所占的比例。

　　5. 病区执业护士占比（NQI-04E）：统计周期内，病区执业护士在全院执业护士中所占的比例。

（二）指标意义

　　分析不同级别护士的配置，旨在让护理管理者不但要关注护理团队的数量和规模，还要关注护理团队的能力结构，因为护士的能力与患者健康结局密切相关。

（三）计算公式

　　1. 某级别护士占比 $= \dfrac{\text{同期某级别执业护士人数}}{\text{统计周期内医疗机构执业护士人数}} \times 100\%$

　　2. 某工作年限护士占比 $= \dfrac{\text{同期某工作年限执业护士人数}}{\text{统计周期内医疗机构执业护士人数}} \times 100\%$

3. 某职称护士占比 $= \dfrac{\text{同期某职称执业护士人数}}{\text{统计周期内医疗机构执业护士人数}} \times 100\%$

4. 某学历（学位）护士占比 $= \dfrac{\text{同期某学历（学位）执业护士人数}}{\text{统计周期内医疗机构执业护士人数}} \times 100\%$

5. 护理管理人员占比 $= \dfrac{\text{同期护理管理人员人数}}{\text{统计周期内医疗机构执业护士人数}} \times 100\%$

6. 病区执业护士占比 $= \dfrac{\text{同期病区执业护士人数}}{\text{统计周期内医疗机构执业护士人数}} \times 100\%$

（四）说明

1. 某级别执业护士人数可分别统计不同工作年限、不同专业技术职称、不同学历（学位）护士的人数。

2. 计算公式中，分子统计周期内某级别执业护士人数，即周期初某级别执业护士人数与统计周期末某级别执业护士人数之和除以 2；分母统计周期内医疗机构执业护士人数，即统计周期初医疗机构执业护士人数与统计周期末医疗机构执业护士人数之和除以 2。

3. 工作年限统计时，以护士注册后并从事护理工作算起（满 12 个月算 1 年），包含入院前在其他医疗机构注册并从事临床护理工作经历相关年限。

特殊说明：ICU 科室工作年限统计时，以护士注册后并在本院重症监护类科室连续工作、每满 12 个月算 1 年。在本院重症监护类科室工作中断不足 1 年的视为连续工作，中断超过 1 年的应将中断年限扣除。排除在其他医院 ICU 的工作年限。

4. 职称统计时，以取得相应专业技术资格证书并被所在医疗机构聘用为准。排除未取得相应专业技术资格证书或已取得相应专业技术资格证书但医疗机构未聘用的护士。

5. 学历统计时，以已取得的最高学历（学位）证书为准。排除在读的学历（学位）。

6. 护理管理人员占比为医院监测指标，病区无须单独监测。统计时，纳入专职护理管理人员，排除病区护理责任组长等非行政职务护士。

7. 病区执业护士占比为医院监测指标，病区无须单独监测。其中，本指标中的病区指医疗机构有实际住院床位的病区（包含重症医学科）。

（五）数据收集方法

1. 建立医疗机构或各病区护士人力资源信息档案。

2. 动态记录护士的工作年限、学历（学位）、专业技术资格、岗位、执业注册等变更或调整。通过信息档案或手工填报获得相关数据。

3. 完善医疗机构信息系统，通过信息系统获得护士人力资源数据。

（六）指标分析建议

1. 建议此指标按照季度和年度进行统计。若统计时段间隔较短，可能分子数量变化较小，指标数据意义不大。

2. 此指标全年的值不能通过各个季度值的算术平均数或者各个季度值的分子、分母的累加获得，而应直接利用公式获得。

3. 若医疗机构此指标监测结果明显偏离目标区域同类机构阈值的上、下限，需在确保数据准确的基础上，探讨医疗机构的护士人力结构配置是否合适。

4. 建议此指标同住院患者院内压力性损伤发生率、非计划拔管率等结果指标进行关联分析，研究护士的结构配置与相关指标间的关系，指导管理者合理配置护理人力资源，保证护理质量。

5. 监测不同工作年限护士配置占比时，重点监测病区 5 年以下护士占比和病区 20 年以上护士占比，侧重引导大家关注高年资护士在临床一线的占比和不同工作年限护士的合理使用安排，进而关注护士的职业发展路径。

（七）数据元素

1. NQDS.S03 医疗机构执业护士人数。

2. NQDS.S04 医疗机构病区执业护士人数。

3. NQDS.S05 护理管理人员人数。

4. NQDS.S26 护士工作年限。

5. NQDS.S27 < 1 年资护士人数。

6. NQDS.S28 1 ≤ y < 2 年资护士人数。

7. NQDS.S29 2 ≤ y < 5 年资护士人数。

8. NQDS.S30 5 ≤ y < 10 年资护士人数。

9. NQDS.S31 10 ≤ y < 20 年资护士人数。

10. NQDS.S32 ≥ 20 年资护士人数。

11. NQDS.S33 ICU 科室工作年限 < 1 年护士人数。

12. NQDS.S34 ICU 科室工作年限 1 ≤ y < 2 年护士人数。

13. NQDS.S35 ICU 科室工作年限 2 ≤ y < 5 年护士人数。

14. NQDS.S36 ICU 科室工作年限 ≥ 5 年护士人数。

15. NQDS.S37 护士专业技术职称。

16. NQDS.S38 初级护士职称人数。

17. NQDS.S39 初级护师职称人数。

18. NQDS.S40 主管护师职称人数。

19. NQDS.S41 副主任护师职称人数。

20. NQDS.S42 主任护师职称人数。

21. NQDS.S43 护士最高学历。

22. NQDS.S44 护士最高学位。

23. NQDS.S45 中专护士人数。

24. NQDS.S46 大专护士人数。

25. NQDS.S47 本科护士人数。

26. NQDS.S48 硕士护士人数。

27. NQDS.S49 博士护士人数。

五、护士离职率（NQI-05）

（一）指标定义

护士离职率，指统计周期内，某医疗机构中执业护士自愿离职人数与执业护士人数的比例。其中，自愿离职是指与特定组织有劳动关系且在该组织领取或享受薪酬的个人，自愿结束其与组织的这种关系的行为。根据监测维度的不同，可以分为以下几种。

1. 不同工作年限护士离职率（NQI-05A）：统计周期内，不同工作年限执业护士离职人数与统计周期内医疗机构执业护士人数的比例。

2. 不同职称护士离职率（NQI-05B）：统计周期内，不同职称执业护士离职人数与统计周期内医疗机构执业护士人数的比例。

3. 不同学历（学位）护士离职率（NQI-05C）：统计周期内，不同学历（学位）执业护士离职人数与统计周期内执业护士人数的比例。

（二）指标意义

该指标是反映医疗机构组织与护理队伍是否稳定的重要指标。能够衡量护士人力资源流动状况，了解护士离职的现状，分析离职原因及对组织结构和护理质量造成的影响，为管理者制定人员招聘、培训计划、改善管理策略等方面提供依据。

（三）计算公式

1. 护士离职率 $= \dfrac{\text{同期执业护士离职人数}}{\text{统计周期内医疗机构执业护士人数}} \times 100\%$

2. 某工作年限护士离职率 $= \dfrac{\text{同期某工作年限执业护士离职人数}}{\text{统计周期内医疗机构执业护士人数}} \times 100\%$

3. 某职称护士离职率 $= \dfrac{\text{同期某职称执业护士离职人数}}{\text{统计周期内医疗机构执业护士人数}} \times 100\%$

4. 某学历（学位）护士离职率 $= \dfrac{\text{同期某学历（学位）执业护士离职人数}}{\text{统计周期内医疗机构执业护士人数}} \times 100\%$

（四）说明

1. 离职，指自愿离职，主要是指由于护士不满意自己的工作等原因自愿离职，包括薪酬、工作环境、团队成员或管理方面等，不包括其他离职原因，例如，疾病、伤残、死亡、辞退或退休。新入职护士未与医疗机构签订劳动合同而离开医疗机构不纳入离职。岗位调整以护士执业注册为界定标准，院内岗位调整未变更注册者不纳入离职。

2. 计算公式中，分母统计周期内医疗机构执业护士人数，即统计周期初医疗机构执业护士人数与统计周期末医疗机构执业护士人数之和除以 2。

（五）数据收集方法

1. 建立全院护士离职数据记录表，获得通用类数据，填写汇总表。

2. 从医疗机构人力资源部门获取离职护士的具体信息。

3. 完善医疗机构信息系统，通过信息系统获得护士人力资源数据。

（六）指标分析建议

1. 建议此指标按照季度和年度进行统计。若统计时段间隔较短，可能分子数量变化较小，指标数据意义不大。

2. 此指标全年的值不能通过各个季度值的算术平均数或者各个季度值的分子、分母的累加获得，而应直接利用公式获得。

3. 护士离职率指标结果公开报告应为医疗机构层面结果。此外，医疗机构可以备注离职护士所属病区，采集不同病区类型护士离职情况，以便医疗机构内部分析和质量改进。

4. 建议此指标同护士执业环境，以及住院患者院内压力性损伤发生率等结果指标进行关联分析，研究护士离职率的变化与相关指标间的关系，指导管理者采取合理措施稳定护理队伍，提高团队竞争力。

（七）数据元素

1. NQDS.S03 医疗机构执业护士人数。

2. NQDS.S50 执业护士离职人数。

3. NQDS.S51 ＜ 1 年资护士离职人数。

4. NQDS.S52 1 ≤ y ＜ 2 年资护士离职人数。

5. NQDS.S53 2 ≤ y ＜ 5 年资护士离职人数。

6. NQDS.S54 5 ≤ y ＜ 10 年资护士离职人数。

7. NQDS.S55 10 ≤ y ＜ 20 年资护士离职人数。

8. NQDS.S56 ≥ 20 年资护士离职人数。

9. NQDS.S57 初级护士职称离职人数。

10. NQDS.S58 初级护师职称离职人数。

11. NQDS.S59 主管护师职称离职人数。

12. NQDS.S60 副主任护师职称离职人数。

13. NQDS.S61 主任护师职称离职人数。

14. NQDS.S62 中专护士离职人数。

15. NQDS.S63 大专护士离职人数。

16. NQDS.S64 本科护士离职人数。

17. NQDS.S65 硕士护士离职人数。

18. NQDS.S66 博士护士离职人数。

六、住院患者身体约束率（NQI-06）

（一）指标定义

住院患者身体约束率，指统计周期内，住院患者身体约束日数与同期住院患者实际占用床日数的比例。其中，相关概念包括以下几点。

约束：是指一切用物理、药物、环境等措施来限制患者活动能力的行为。

身体约束：是指通过使用相关器具或设备附加在或临近于患者的身体（该器具或设备不能被患者自行控制或轻易移除），限制其身体或身体某部位自由活动和（或）触及自己身体的某部位。

约束用具：是指对自伤、可能伤及他人的患者限制其身体或身体某部位的活动，以达到维护患者安全，保证治疗、护理顺利进行的各种用具。身体约束用具包括皮制或棉质的腕关节约束带、踝关节约束带、约束大单、软带、背心、连指手套、骨盆带衣服、背带轮椅安全带、床栏等。但是约束用具不包括将设施或物品作为治疗方法应用，如矫形、模型固定器、牵引、静脉注射肢体的固定等。某些设施是否属于约束用具要看用途，如拉起床栏是为了支撑呼吸机管道或协助患者翻身、坐起，所以床栏就不属于约束用具。

（二）指标意义

身体约束以避免自我伤害、非计划拔管、坠床等保障患者安全为目的，是在医疗机构部分领域经常采取的护理行为。通过对住院患者身体约束率的监测，医疗机构或护理部门能够及时获得身体约束率、约束导致的不良事件和约束的其他相关信息。通过根本原因分析，找到过度使用身体约束的影响因素。通过医疗机构管理团队和医务人员的共同努力，找到有效的替代措施，努力降低身体约束率或使身体约束更具合理化，减少因身体约束带来的负性质量问题，从而提高住院患者的安全，提高人文护理质量。

（三）计算公式

$$住院患者身体约束率 = \frac{同期住院患者身体约束日数}{统计周期内住院患者实际占用床日数} \times 100\%$$

（四）说明

1. 单位时间内每位住院患者每天不论约束 1 个或多个部位、不论约束时长，均计为 1 日。

2. 身体约束排除：术中因体位需要的约束；麻醉恢复室的约束；药物约束；床档约束（为预防患者坠床等原因使用护栏固定于床边两侧）；因疾病需要的空间限制（如传染性疾病隔离）；矫形器、模型固定器、牵引器等治疗设施的固定；儿童注射临时制动；新生儿日常包裹。

3. 住院患者实际占用床日数：统计周期内医疗机构住院病区每天 0 点住院患者实际占用的床日数总和。患者入院后于当日 24 点以前出院的或死亡的，应作为实际占用床位 1 日统计。

包含：占用的正规病床日数、占用的临时加床日数。

排除：占用的急诊抢救床日数、急诊观察床日数、手术室床日数、麻醉恢复室床日数、血液透析室床日数、接产室的待产床和接产床的床日数、母婴同室新生儿床日数、检查床床日数和治疗床床日数。

（五）数据收集方法

1. 建立全院身体约束评估及使用记录表，填写汇总表。

2. 动态记录身体约束使用时间。

3. 完善医疗机构信息系统，通过信息系统获得住院患者实际约束人次、约束时间、实际占用床日数等。

（六）指标分析建议

1. 建议此指标的统计周期为季度和年度，也作为横断面调查指标，每年某一个时点调查 1 次。在进行时点调查时，统计此时正在约束状态的患者人数，约束期间的短时放松视为约束状态。

2. 此指标全年的值不能通过各个季度的算术平均数，而应直接利用公式获取分子、分母数值计算获得。

3. 医疗机构此指标的监测结果低于或高于被公开的阈值，应建议院级或科室安全管理小组专业人员进行复核。在考虑监测方法"可靠性"的同时，也需要考虑医疗机构专科特点和收治住院患者情况等因素。同区域或同类型医疗机构的指标可能更有参考性。

4. 医疗机构也可对患者身体约束部位、时长分别进行统计，计算得出各部位身体约束率、平均每位患者的约束时长，利于医疗机构或病区进行相关分析，提出整改措施，有效地持续质量改进。

5. 建议同步监测非计划拔管率、跌倒发生率，以及合理镇静的比例。

6. 建议医疗机构内部不同科室之间进行对比分析。

（七）数据元素

1. NQDS.G01 病区代码。

2. NQDS.G02 住院患者病案号。

3. NQDS.G03 入院时间。

4. NQDS.G04 出院时间。

5. NQDS.G05 转入病区时间。

6. NQDS.G06 转出病区时间。

7. NQDS.S17 住院患者实际占用床日数。

8. NQDS.P01 约束开始时间。

9. NQDS.P02 约束结束时间。

10. NQDS.P03 住院患者身体约束日数。

七、住院患者跌倒发生率（NQI-07）

（一）指标定义

跌倒，是指住院患者在医疗机构任何场所，未预见性地倒于地面或倒于比初始位置更低的地方，可伴或不伴有外伤。跌倒包括坠床，不包括非医疗机构场所发生的跌倒、非住院患者（门诊、急诊留观室等）发生的跌倒、住院患儿生理性跌倒（小儿行走中无伤害跌倒）。对住院患者跌倒发生情况的监测包含 3 个指标：住院患者跌倒发生率、住院患者跌倒伤害占比和住院患者跌倒伤害某等级占比。

1. 住院患者跌倒发生率（NQI-07A）：统计周期内，住院患者发生跌倒例次数（包括造成或未造成伤害）与同期住院患者实际占用床日数的千分比。

2. 住院患者跌倒伤害占比（NQI-07B）：统计周期内，住院患者中发生跌倒伤害总例次数占同期住院患者中发生跌倒例次数的百分比。

3. 住院患者跌倒伤害某等级占比（NQI-07X）：统计周期内，住院患者中发生某等级跌倒伤害例次数占同期住院患者中发生跌倒伤害总例次数的百分比。

跌倒伤害：患者跌倒后造成不同程度的伤害甚至死亡。跌倒对患者造成的影响，根据 NDNQI 做出的分级定义如下：

- 跌倒无伤害（0 级）：跌倒后，评估无损伤症状或体征。
- 跌倒轻度伤害（1 级）：住院患者跌倒导致青肿、擦伤、疼痛，需要冰敷、包扎、伤口清洁、肢体抬高、局部用药等。
- 跌倒中度伤害（2 级）：住院患者跌倒导致肌肉或关节损伤，需要缝合、使用皮肤胶、夹板固定等。
- 跌倒重度伤害（3 级）：住院患者跌倒导致骨折、神经或内部损伤，需要手术、石膏、牵引等。
- 跌倒死亡：住院患者因跌倒受伤而死亡（而不是由引起跌倒的生理事件本身而导致的死亡）。

（二）指标意义

患者发生跌倒可能造成伤害，导致严重甚至危及生命的后果。通过对住院患者跌倒发生率指标的监测，了解所在医疗机构或部门的跌倒发生率和伤害占比。通过根本原因分析和有效的对策实施，可以降低导致患者跌倒的风险及跌倒发生率，保障患者安全。

（三）计算公式

1. 住院患者跌倒发生率 $= \dfrac{\text{同期住院患者跌倒例次数}}{\text{统计周期内住院患者实际占用床日数}} \times 1000‰$

2. 住院患者跌倒伤害占比 $= \dfrac{\text{同期住院患者跌倒伤害总例次数}}{\text{统计周期内住院患者跌倒例次数}} \times 100\%$

3. 住院患者跌倒伤害某等级占比 $= \dfrac{\text{同期住院患者某等级跌倒伤害例次数}}{\text{统计周期内住院患者跌倒伤害总例次数}} \times 100\%$

（四）说明

1. 计算跌倒例次数时，无帮助及有帮助的跌倒均应包含在内。其中，有帮助的跌倒是指当跌倒发生时有工作人员在患者身边，并通过减轻跌倒时的冲击或阻止跌倒的发生，从而试着将跌倒带来的影响最小化，如当患者行走突感乏力时，工作人员将患者缓慢扶坐至地上。若跌倒发生时帮助患者的是其家属或访客，则此类情况视为无帮助的跌倒。在跌倒已经发生后"帮助"患者回到床上或椅子上也不属于有帮助的跌倒。

2. 住院患者跌倒发生例次数：统计周期内所有住院患者在医疗机构任何场所发生的跌倒例次数之和，同一患者多次跌倒按实际发生频次计算。

3. 如果院内患者从医疗机构 A 科室转入 B 科室，在转运途中发生跌倒记在 A 科室，交接班结束后发生跌倒记在 B 科室。

4. 跌倒伤害总例次数为跌倒伤害严重度 1 级例次数、跌倒伤害严重度 2 级例次数、跌倒伤害严重度 3 级例次数和跌倒死亡例数 4 项之和，应小于或等于跌倒发生总例次数。

5. 如果住院患者在手术室、导管室、血透室、内镜中心，以及各检查科室等发生跌倒，可以由患者所在的住院病区上报，并备注相关科室，便于相关科室做好跌倒防范的持续改进。

6. 住院患者实际占用床日数：统计周期内医疗机构住院病区每天 0 点住院患者实际占用的床日数总和。患者入院后于当日 24 点以前出院或死亡的，应作为实际占用床位 1 日统计。

包含：占用的正规病床日数、占用的临时加床日数。

排除：占用的急诊抢救床日数、急诊观察床日数、手术室床日数、麻醉恢复室床日数、血液透析室床日数、接产室的待产床和接产床的床日数、母婴同室新生儿床日数、检查床床日数和治疗床床日数。

（五）数据收集方法

1. 建立全院跌倒情况记录表，准确记录跌倒发生时间、跌倒伤害等级、处理措施。

2. 完善医疗机构相关信息系统，通过不良事件上报系统获得跌倒发生例次数和跌倒造成不同程度伤害的例次数；通过 HIS 系统获取住院患者实际占用床日数。

（六）指标分析建议

1. 建议此指标的统计周期为季度和年度，也可根据实际情况确定，如按月统计。若统计时段间隔较短，可能会因为分母数量小导致该率的数值高。

2. 此指标全年的值不能通过各个月值的算术平均数，而应直接利用公式获取分子、分母数值计算获得。

3. 若医疗机构此指标的监测结果低于目标区域同类机构的阈值下限，需要从监测方法上探讨当前医疗机构跌倒监测方法的"可靠性"是否能够保证。

4. 若医疗机构此指标的监测结果低于被公开的阈值下限，在考虑监测方法"可靠性"的同时，也需要考虑医疗机构专科特点和收治住院患者情况等因素。同区域或同类型医疗机构的指标可能更有参考性。

5. 若医疗机构此指标的监测结果高于被公开的阈值上限，应建议院级或科室专业小组人员进行分析持续质量改进。

6. 建议医疗机构关注二级以上跌倒伤害发生率，并进行相关分析，提出整改措施，有效地持续质量改进。

7. 建议同步监测住院患者跌倒相关信息（附录 -1），包括跌倒的时间、地点、跌倒前患者活动能力、发生过程、跌倒风险评估工具等信息，有利于医疗机构或病区进行相关分析，提出针对性整改措施，持续有效地进行质量改进。

（七）数据元素

1. NQDS.G01 病区代码。

2. NQDS.G02 住院患者病案号。

3. NQDS.G03 入院时间。

4. NQDS.G04 出院时间。

5. NQDS.G05 转入病区时间。

6. NQDS.G06 转出病区时间。

7. NQDS.S17 住院患者实际占用床日数。

8. NQDS.O01 跌倒发生时间。

9. NQDS.O02 住院患者跌倒例次数。

10. NQDS.O03 跌倒无伤害（0 级）例次数。

11. NQDS.O04 跌倒轻度伤害（1 级）例次数。

12. NQDS.O05 跌倒中度伤害（2 级）例次数。

13. NQDS.O06 跌倒重度伤害（3 级）例次数。

14. NQDS.O007 跌倒死亡例数。

15. NQDS.O008 跌倒伤害总例次数。

八、住院患者院内压力性损伤发生率（NQI-08）

（一）指标定义

压力性损伤，是由压力或压力联合剪切力引起的皮肤和（或）软组织的局部损伤，表现为皮肤完整或开放性损伤，可伴有疼痛，通常发生在骨隆突处或皮肤与医疗设备接触处。压力性损伤分期依照《压力性损伤临床防治国际指南2019》界定为1期、2期、3期、4期、深部组织损伤期和不可分期〔详见（四）说明〕。院内压力性损伤是指患者入院24小时后新发生的压力性损伤。院外带入压力性损伤是指患者在院外及入院24小时内发生的压力性损伤。

1. 住院患者院内压力性损伤发生率（NQI-08A）：统计周期内，住院患者院内压力性损伤新发例数与统计周期内住院患者总数的百分比。

2. 住院患者2期及以上院内压力性损伤发生率（NQI-08B）：统计周期内，住院患者2期及以上院内压力性损伤新发例数与统计周期内住院患者总数的百分比。

3. 住院患者2期及以上院内医疗器械相关压力性损伤发生率（NQI-08C）：统计周期内，住院患者2期及以上院内医疗器械相关压力性损伤新发例数与统计周期内住院患者总数的百分比。

4. 住院患者压力性损伤现患率（NQI-08D）：某一特定时间点，住院患者中已经发生压力性损伤且未痊愈的总人数与该时间点参与调查住院患者总数的百分比。即某一特定时间点所有参与调查的住院患者中压力性损伤发生患者比率。

5. 住院患者2期及以上压力性损伤现患率（NQI-08E）：某一特定时间点，住院患者中已经发生2期及以上压力性损伤且未痊愈的总人数与该时间点参与调查住院患者总数的百分比。即某一特定时间点所有参与调查的住院患者中2期及以上压力性损伤发生患者比率。

（二）指标意义

通过对压力性损伤发生率的监测可以了解其发生的现状、趋势、特征及影响因素，为预防、控制等管理活动提供依据，以进行历史性、阶段性的自身比较，或与国家、地区标杆水平相比较，并进行目标性改善，可减少院内压力性损伤发生，减轻患者痛苦，提高其生活质量。

住院患者压力性损伤现患率反映医疗机构压力性损伤现存情况，有助于分析压力性损伤流行趋势、流行特征，也可以佐证院内压力性损伤发生率的真实性，反映医疗机构压力性损伤管理质量。

（三）计算公式

1.住院患者院内压力性损伤发生率 =

$$\frac{同期住院患者院内压力性损伤新发例数}{统计周期初住院患者总数 + 周期内新入院患者总数} \times 100\%$$

2.住院患者 2 期及以上院内压力性损伤发生率 =

$$\frac{同期住院患者 2 期及以上院内压力性损伤新发例数}{统计周期初住院患者总数 + 周期内新入院患者总数} \times 100\%$$

3.住院患者 2 期及以上院内医疗器械相关压力性损伤发生率 =

$$\frac{同期住院患者 2 期及以上院内医疗器械相关压力性损伤新发例数}{统计周期初住院患者总数 + 周期内新入院患者总数} \times 100\%$$

4.住院患者压力性损伤现患率 = $\frac{某时点住院患者压力性损伤现患数}{该时点参与调查的住院患者总数} \times 100\%$

5.住院患者 2 期及以上压力性损伤现患率 =

$$\frac{某时点住院患者 2 期及以上压力性损伤现患数}{该时点参与调查的住院患者总数} \times 100\%$$

（四）说明

1.住院患者总数：统计周期初在院患者数与单位时间内新入院患者数之和。

包含：所有办理住院手续的患者。

排除：办理住院手续但实际未到达病区或退院的患者；母婴同室新生儿。

2.院内压力性损伤新发例数：统计周期内，患者入院 24 小时后新发生院内压力性损伤的患者数之和。

包含：所有入院 24 小时后发现或证实的 1 ～ 4 期压力性损伤、不可分期压力性损伤、深部组织损伤、医疗器械相关压力性损伤、黏膜压力性损伤等。

排除：因动脉阻塞、静脉功能不全、糖尿病相关神经病变、失禁性皮炎等造成的皮肤损伤，以及院外带入压力性损伤。

3.压力性损伤现患数：调查时已经发生压力性损伤且未痊愈的住院患者人数，包含院内压力性损伤和院外带入压力性损伤。

4.压力性损伤分期：

《压力性损伤临床防治国际指南2019》压力性损伤分期

压力性损伤分期	临床表现
1 期	皮肤完整，出现指压不变白的红斑 深肤色皮肤可能没有明显的变白，其颜色可能与周围区域不同 与邻近组织相比，该区域可能有疼痛、坚硬、柔软、发凉或发热
2 期	部分皮层缺损伴真皮层外露 伤口床呈粉红色，无腐肉 也可表现为完整的或开放／破损的浆液性水疱
3 期	全层组织缺损 可见皮下脂肪，但未见骨骼、肌腱或肌肉 可有腐肉，但不影响观察组织缺失的深度 可能存在潜行和窦道
4 期	全层组织缺失，骨骼、肌腱或肌肉外露 伤口床的某些部位可能有腐肉或焦痂。通常存在潜行和窦道 此前压力性损伤的深度因解剖位置而变化
不可分期	全层皮肤和组织缺失，溃疡基底部被腐肉（黄色、褐色、灰色、绿色或棕色）和（或）焦痂（褐色、棕色或黑色）所覆盖 只有彻底去除腐肉和（或）焦痂，才能进行分期 不包括暴露／清创后重新分为3期或4期压力性损伤
深部组织损伤	局部皮肤呈现持续指压不变白的深红色、栗色、紫色，或表皮分离后可见黑色创基或充血性水疱 深色皮肤的颜色改变可能不同 与邻近组织相比，该区域可有疼痛、坚硬、松软、潮湿、发凉或发热 此种损伤不能用于描述血管性、创伤性、神经性或皮肤病相关性的创面

5.压力性损伤好发部位，包括枕部、肩胛部、肘部、脊椎体隆突处、骶尾部、足跟、外踝等部位。

6.住院患者在统计周期内发生一处及以上压力性损伤者，计算为1例，期别按最高期别统计。院外带入压力性损伤患者入院后发生了新部位的压力性损伤也计算为1例。

7.患者从A病区转入B病区，如交接时存在院内压力性损伤计为A病区例数，交接后发生的新部位压力性损伤计为B病区例数。在计算院级院内压力性损伤发生率时仍作为1例计算。

8.统计周期内，住院患者甲曾住过 A 病区和 B 病区，患者在 A 病区和 B 病区住院期间均新发院内压力性损伤，在两个病区压力性损伤发生例数中均计为 1 例，而在全院压力性损伤统计中仍计为 1 例，此时会出现各病区压力性损伤发生人数之和大于全院压力性损伤发生人数的情况。

9.统计周期内同一位住院患者在一次住院期间曾 N 次入住监测目标病区，统计病区住院人数时计为 N。

（五）数据收集方法

1.压力性损伤患者数可以通过医疗机构相关信息系统直接采集；通过不良事件上报系统采集；翻阅护理记录单或通过登记单人工采集等。

2.建立全院压力性损伤记录表，动态记录压力性损伤发生时间、部位、护理措施情况。

3.住院患者人数可以通过医疗机构相关信息系统在病案日报系统中直接采集；病案日报手工统计等。

（六）指标分析建议

1.建议住院患者压力性损伤发生率指标按照季度和年度进行统计，也可根据实际情况确定，如按月统计。若统计时段间隔较短，可能会因为分母数量小导致该率的数值高。

2.此指标全年的值不能通过各个季度值的算术平均数或者各个季度值的分子、分母的累加获得，而应直接利用公式获得。

3.住院患者院内压力性损伤现患率统计频率建议至少每季度 1 次。现患率调查由经过培训的人员进行，调查前做调查员内部一致性分析，以保证数据的准确性。统计被调查住院患者数及被调查患者中压力性损伤患者数。统计住院患者压力性损伤现患率时可根据公式进行计算，也可根据医疗机构的实际情况，具体分为住院患者院内压力性损伤现患率和住院患者院外带入压力性损伤现患率。

4.若医疗机构上述指标的监测结果低于目标区域同类机构的阈值下限，需要从监测方法上探讨当前医疗机构压力性损伤监测方法的"可靠性"是否能够保证。

5.若医疗机构上述指标的监测结果低于被公开的阈值下限，在考虑监测方法"可靠性"的同时，也需要考虑医疗机构专科特点和收治住院患者情况等因素。建议按照病区层面进行统计，如内科、外科、妇科、产科、儿科、重症监护科。同区域或同类型医疗机构的指标可能更有参考性。

6.若医疗机构上述指标的监测结果高于被公开的阈值上限，除去考虑医疗机构专科特点和收治住院患者的情况外，还应考虑护理人员对皮肤压力性损伤定义及分期的界定及实际情况，应建议院级或病区压力性损伤小组专业人员进行复核。确保皮肤压力性损伤判定正确，真实反映医疗机构院内压力性损伤发生率及现患率。

7. 由于临床对 1 期压力性损伤的界定存在一定困难（如肤色较深的人群），以及对 1 期压力性损伤预期的乐观认识，存在不报、漏报的现象。为使压力性损伤发生率、现患率能准确反映压力性损伤发生情况，建议统计 2 期及以上期别的院内压力性损伤。如果医疗机构护士上报意识强或信息技术较好也可以分类统计出包含 1 期压力性损伤和不含 1 期压力性损伤两个数值，更为客观。

8. 建议同步监测新发 2 期及以上院内压力性损伤相关信息（附录-2），包括压力性损伤的风险评估工具、风险评估级别、发生时间、分期和类型等信息，有利于医疗机构或病区进行相关分析，提出针对性整改措施，持续有效地进行质量改进。

（七）数据元素

1. NQDS.G01 病区代码。

2. NQDS.G02 住院患者病案号。

3. NQDS.G03 入院时间。

4. NQDS.G04 出院时间。

5. NQDS.G05 转入病区时间。

6. NQDS.G06 转出病区时间。

7. NQDS.S23 统计周期初在院患者数。

8. NQDS.S24 新入院患者总数。

9. NQDS.O09 院内压力性损伤新发例数。

10. NQDS.O10 2 期及以上院内压力性损伤新发例数。

11. NQDS.O11 某时点住院患者压力性损伤现患数。

12. NQDS.O12 某时点住院患者 2 期及以上压力性损伤现患数。

九、置管患者非计划拔管率（NQI-09）

（一）指标定义

置管患者非计划拔管率，指统计周期内，住院患者发生某导管非计划拔管例次数与该类导管留置总日数的千分比。非计划拔管（Unplanned Extubation，UEX）：又称意外拔管（以下均称 UEX），指任何意外所致的拔管，即非诊疗计划范畴内的拔管。常见的非计划拔管发生率根据监测内容不同，分为气管导管（气管插管、气管切开）、胃肠管（经口、经鼻）、导尿管、CVC 和 PICC 非计划拔管等。

1. 气管导管（气管插管、气管切开）UEX 率（NQI-09A）：统计周期内，住院患者发生气管导管（气管插管、气管切开）UEX 例次数与该类导管留置总日数的千分比。

2. 胃肠管（经口、经鼻）UEX 率（NQI-09B）：统计周期内，住院患者发生胃肠管（经口、经鼻）UEX 例次数与该类导管留置总日数的千分比。

3. 导尿管 UEX 率（NQI-09C）：统计周期内，住院患者发生导尿管非计划拔管 UEX 例次数与该类导管留置总日数的千分比。

4. CVC UEX 率（NQI-09D）：统计周期内，住院患者发生 CVC UEX 例次数与该类导管留置总日数的千分比。

5. PICC UEX 率（NQI-09E）：统计周期内，住院患者发生 PICC UEX 例次数与该类导管留置总日数的千分比。

（二）指标意义

有助于及时发现导管非计划拔管的现状、趋势、特征及危险因素，为其预防、控制和制定质量改进目标提供科学依据，提升医护团队服务的规范性、专业性。

（三）计算公式

1. 置管患者 UEX 率 $= \dfrac{\text{同期该类导管 UEX 例次数}}{\text{统计周期内某类导管留置总日数}} \times 1000‰$

2. 气管导管（气管插管、气管切开）UEX 率 $=$
$$\dfrac{\text{同期气管导管（气管插管、气管切开）UEX 例次数}}{\text{统计周期内气管导管（气管插管、气管切开）留置总日数}} \times 1000‰$$

3. 胃肠管（经口、经鼻）UEX 率 $=$
$$\dfrac{\text{同期胃肠管（经口、经鼻）UEX 例次数}}{\text{统计周期内胃肠管（经口、经鼻）留置总日数}} \times 1000‰$$

4. 导尿管 UEX 率 $= \dfrac{\text{同期导尿管 UEX 例次数}}{\text{统计周期内导尿管留置总日数}} \times 1000‰$

5. CVC UEX 率 $= \dfrac{\text{同期 CVC UEX 例次数}}{\text{统计周期内 CVC 留置总日数}} \times 1000‰$

6. PICC UEX 率 $= \dfrac{\text{同期 PICC UEX 例次数}}{\text{统计周期内 PICC 留置总日数}} \times 1000‰$

（四）说明

1. 某导管非计划拔管例次数：统计周期内留置某类导管的住院患者发生该类导管非计划拔管的例次数。同一住院患者在单位时间内发生的导管非计划拔管例次数按实际发生频次计算。

包含：患者自行拔除的导管；各种原因导致的导管滑脱；因导管质量问题及导管堵塞等情况需要提前拔除的导管；因导管相关感染需提前拔除的导管。

排除：医生根据患者病情转归程度，达到拔除导管指征，医嘱拔除导管；导管留置时间达到上限，应拔除或更换导管；一次性插管的导管；门急诊等非住院病区患者的非计划拔管。

2. 某导管留置总日数：统计周期内住院患者留置某类导管的日数之和。留置导管每跨越 0 点 1 次计作 1 日，当天置入并拔除的不统计。带管入院患者以入院当日开始，每跨越 0 点 1 次计作 1 日；带管出院患者以出院日期为止。转科患者某导管使用所属病区应根据该导管的长期医嘱和住院患者入、出病区记录确定。如根据入、出病区记录，住院患者甲在某日跨越 0 点时住在 A 病区，那么住院患者甲该日导尿管留置日数应归属 A 病区。

包含：住院患者留置某类导管处于长期医嘱执行状态的日数。

排除：一次性插管患者插管日数、门急诊等非住院病区置管患者的留置日数。

3. 气管导管统计时，包含气管插管和气管切开。

4. 胃肠管（经口、经鼻）管统计时，排除胃肠造瘘管、一次性插管的导管，如单纯洗胃。

5. CVC，指经锁骨下静脉、颈内静脉、股静脉置管，尖端位于上腔静脉或下腔静脉的导管。本书暂不纳入血液透析及血液滤过使用的中心静脉导管。

6. PICC，指经上肢贵要静脉、肘正中静脉、头静脉、肱静脉、颈外静脉（新生儿还可通过下肢大隐静脉、头部颞静脉、耳后静脉等）穿刺置管，尖端位于上腔静脉或下腔静脉的导管。

7. 若某季度内留置的某类导管非计划拔管例次数为 0，则该季度此类导管的非计划拔管率为 0，但其导管留置日数仍需要统计填报，以免影响此类导管年度非计划拔管率的计算。

（五）数据收集方法

各管道非计划拔管例次数可通过医疗机构相关信息系统在护理记录或医嘱系

统、不良事件上报系统或不良事件上报登记单人工采集等方式统计；管道置管日可通过医疗机构信息系统中医嘱信息、护理记录或护理日报手工统计。

（六）指标分析建议

1. 以上公式的计算方法是目前国内外较普遍的计算方法，尤其常用于重症医学科气管导管 UEX 监测。此种方法考虑了住院日对 UEX 影响，住院日较长会增加 UEX 的风险，而且不同留置管道周期时间段内 UEX 率和特征有一定差别，建议挖掘其拔管相关因素，利于质量持续改进。

2. 建议此指标按照季度或年度进行统计，也可根据实际情况确定，如按月统计。若统计时段间隔较短，可能会因为分母数量小导致该率的数值高。

3. 此指标全年的值不能通过各个季度值的算术平均数或者各个季度值的分母累加获得，而应直接利用公式获得。

4. 若医疗机构此指标的监测结果低于目标区域同类机构被公开的阈值下限或高于上限，需要从监测方法上探讨当前医疗机构非计划拔管监测方法"可靠性"是否能够保证，提高护理人员对管道重要性认识度和上报不良事件的真实有效性。在考虑监测方法"可靠性"的同时，也需要考虑医疗机构专科特点、收治住院患者情况、护患比等因素。

5. 患者带管的类别众多，建议根据医疗机构实际情况，关注本医疗机构重点病区的高危导管，以及一些置管比较普遍且 UEX 率较高的导管。可自行监测分析，如胸外科（胸腔引流管）、普外科（鼻肠管、腹腔引流管）、脑外科（脑室引流管）等。

6. 当指标结果为 0 时，注意区分"0"的内涵。若统计周期内分母某类导管置管日为 0，说明此指标无意义；若统计周期内分子某类导管非计划拔管例次数为 0，而分母不为 0，指标结果是真正意义上的 0，说明发生某类导管非计划拔管率为 0。

7. 建议同步监测气管导管非计划拔管后 24 小时内再插管率、跌倒发生率、身体约束率及镇静效果。

8. 建议同步监测导管非计划拔管的相关信息（附录-3 至附录-7），包括非计划拔管时间、拔管次数、发生地点、主要原因、是否重置、当时患者状态的等信息，有利于医疗机构或病区进行相关分析，提出针对性整改措施，持续有效地进行质量改进。

（七）数据元素

1. NQDS.G01 病区代码。

2. NQDS.G02 住院患者病案号。

3. NQDS.O13 导管置入时间。

4. NQDS.O14 导管拔除时间。

5. NQDS.O18 气管导管非计划拔管例次数。

6. NQDS.O19 气管导管留置总日数。

7. NQDS.O21 ICU 气管导管非计划拔管后 24 h 内再插管例次数。

8. NQDS.O22 胃肠管（经口、经鼻）非计划拔管例次数。

9. NQDS.O23 胃肠管（经口、经鼻）留置总日数。

10. NQDS.O24 导尿管非计划拔管例次数。

11. NQDS.O25 导尿管留置总日数。

12. NQDS.O26 CVC 非计划拔管例次数。

13. NQDS.O27 CVC 留置总日数。

14. NQDS.O28 PICC 非计划拔管例次数。

15. NQDS.O29 PICC 留置总日数。

十、导管相关感染发生率（NQI-10）

（一）指标定义

导管相关感染发生率，指统计周期内导管相关感染例次数与住院患者导管留置总日数的千分比。常见的导管相关感染发生率根据监测内容不同，分为 CAUTI、CVC 和 PICC 相关血流感染等。

1. CAUTI 发生率（NQI-10A）：统计周期内，导尿管相关感染例次数与住院患者导尿管留置总日数的千分比。其中，导尿管相关尿路感染是指患者留置导尿管 48 小时后至拔除导尿管 48 小时内发生的泌尿系统感染，主要诊断依据临床表现结合病原学检查。

2. CVC 相关血流感染发生率（NQI-10B）：统计周期内，CVC 相关感染例次数与住院患者 CVC 留置总日数的千分比。其中，CVC 相关血流感染是指患者留置 CVC 48 小时后至拔除中心血管导管 48 小时内发生的原发性，且与其他部位存在感染无关的血流感染。

3. PICC 相关血流感染发生率（NQI-10C）：统计周期内，PICC 相关感染例次数与住院患者 PICC 留置总日数的千分比。其中 PICC 相关血流感染是指患者留置 PICC 48 小时后至拔除中心血管导管 48 小时内发生的原发性，且与其他部位存在感染无关的血流感染。

（二）指标意义

反映医疗机构感染控制的现状，发生率的高低与护理人员消毒隔离、无菌技术、手卫生执行及导管感染防范集束化措施等情况密切相关，可指引临床管理者把控过程质量。本指标可用于同级医疗机构进行横向比较，评价医疗机构感染控制与护理管理质量。

（三）计算公式

1.某导管相关感染发生率 $= \dfrac{\text{同期某类导管相关感染例次数}}{\text{统计周期内住院患者某类导管留置总日数}} \times 1000‰$

2.CAUTI 发生率 $= \dfrac{\text{同期 CAUTI 发生例次数}}{\text{统计周期内住院患者导尿管留置总日数}} \times 1000‰$

3.CVC 相关血流感染发生率 $= \dfrac{\text{同期 CVC 相关血流感染发生例次数}}{\text{统计周期内住院患者 CVC 留置总日数}} \times 1000‰$

4.PICC 相关血流感染发生率 $= \dfrac{\text{同期 PICC 相关血流感染发生例次数}}{\text{统计周期内住院患者 PICC 留置总日数}} \times 1000‰$

（四）说明

1.某导管感染例次数：统计周期内留置某类导管的住院患者发生该类导管感染的例次数。同一住院患者在单位时间内发生的某导管感染例次数按实际发生频次计算。

2.某导管留置总日数：统计周期内住院患者留置某类导管的日数之和。留置导管每跨越 0 点 1 次计作 1 日，当天置入并拔除的不统计。带管入院患者以入院当日开始，每跨越 0 点 1 次计作 1 日；带管出院患者以出院日期为止。转科患者某导管使用所属病区应根据该导管的长期医嘱和住院患者入、出病区记录确定。如根据入、出病区记录，住院患者甲在某日跨越 0 点时住在 A 病区，那么住院患者甲该日导尿管留置日数应归属 A 病区。

包含：住院患者留置某类导管处于长期医嘱执行状态的日数。

排除：一次性插管患者插管日数、门急诊等非住院病区置管患者的留置日数。

3. 若某季度内留置的某类导管感染例次数为 0，该季度此导管的感染率为 0，但其导管留置日数仍然需要统计填报，以免影响此类导管年度感染率的计算。

（五）数据收集方法

1. 建立全院范围的医疗机构感染病例监测制度，逐步开展基于信息化的具有风险识别、判断与预警功能的医疗机构感染病例监测工作。

2. 尚未开展或信息系统不完善的机构应建立留置导管患者日志，每日统计长期留置导管患者例数、新发感染例次数等。

3. 通过医疗机构相关信息系统获得通用类数据。

（六）指标分析建议

1. 建议此指标按照季度和年度进行统计，也可根据实际情况确定，如按月。若统计时段间隔较短，可能会因为分子数量少而分母相对固定导致该率的数值接近 0。

2. 此指标全年的值不能通过各个季度值的算术平均数或者各个季度值的分母累加获得，而应直接利用公式获得。

3. 若某医疗机构对导管相关感染的监测是全院性的，则分子与分母的数据均为全院数据，若仅对某病区进行监测，如 ICU，则分子与分母数据应均为 ICU 数据。

4. 各医疗机构可根据病区使用留置导管的频率选择重点监测场所，例如导尿管相关尿路感染可选择在泌尿科、老年科等留置导尿管高频率使用的科室。

5. 医疗机构此指标的监测结果低于或高于被公开的阈值，在考虑监测方法"可靠性"的同时，也需要考虑医疗机构专科特点和收治住院患者情况，以及诊断是否正确等因素。同区域或同类型医疗机构的指标可能更有参考性。

6. 当指标结果为 0 时，注意区分"0"的内涵。若分母统计周期内某导管置管日为 0，说明此指标无意义；若分子统计周期内某导管感染例次数为 0，而分母不为 0，指标结果是真正意义上的 0，说明发生某导管感染率为 0。

7. 建议同步监测导管感染的相关信息（附录-8 至附录-10），包括留置导管的主要原因、导管材质、导管类型、发生感染时留置时长等信息，有利于医疗机构或病区进行相关分析，提出针对性整改措施，持续有效地进行质量改进。

（七）数据元素

1. NQDS.G01 病区代码。

2. NQDS.G02 住院患者病案号。

3. NQDS.G03 入院时间。

4. NQDS.G04 出院时间。

5. NQDS.G05 转入病区时间。

6. NQDS.G06 转出病区时间。

7. NQDS.O13 导管置入时间。

8. NQDS.O14 导管拔除时间。

9. NQDS.O25 导尿管留置总日数。

10. NQDS.O27 CVC 留置总日数。

11. NQDS.O29 PICC 留置总日数。

12. NQDS.O30 CAUTI 诊断时间。

13. NQDS.O31 CAUTI 发生例次数。

14. NQDS.O32 CVC 相关血流感染诊断时间。

15. NQDS.O33 CVC 相关血流感染发生例次数。

16. NQDS.O34 PICC 相关血流感染诊断时间。

17. NQDS.O35 PICC 相关血流感染发生例次数。

十一、呼吸机相关性肺炎发生率（NQI-11）

（一）指标定义

呼吸机相关性肺炎（VAP）发生率，指统计周期内，呼吸机相关性肺炎例次数与住院患者有创机械通气总日数的千分比。其中，VAP 是指机械通气 48 小时后至停用机械通气、拔除人工气道（气管插管或气管切开）导管后 48 小时内发生的新的感染性肺实质炎性反应。

（二）指标意义

反映呼吸机相关性肺炎感染情况和医疗机构感染防控情况。发生率的高低与医护人员的消毒隔离、无菌技术、气管导管集束化措施和手卫生执行等情况密切相关，可指引临床管理者把控过程质量。本指标可用于同级医疗机构间横向比较，评价医疗机构感染控制与护理管理质量。

（三）计算公式

$$VAP\ 发生率 = \frac{同期\ VAP\ 发生例次数}{统计周期内住院患者有创机械通气总日数} \times 1000‰$$

（四）说明

1.VAP 例次数：统计周期内所有经人工气道机械通气住院患者发生呼吸机相关性肺炎的例次数总和。

2.住院患者有创机械通气总日数：统计周期内患者呼吸机使用长期医嘱执行跨越 0 点的次数之和，不包括无创呼吸机使用长期医嘱执行状态。

3.统计住院患者有创机械通气所属病区应根据呼吸机使用长期医嘱和住院患者入、出病区记录确定。如根据入、出病区记录，住院患者甲在某日跨越 0 点时住在 A 病区，那么住院患者甲该日使用有创机械通气日数应归属 A 病区。

4.若某季度内有使用机械通气的患者，VAP 例次数为 0，则该季度 VAP 发生率为 0，但其有创机械通气总日数仍需要统计填报，以免影响 VAP 年度发生率的计算。

（五）数据收集方法

1.建立全院范围的医疗机构感染病例监测制度，逐步开展基于信息化的具有风险识别、判断与预警功能的医疗机构感染病例监测工作。

2.尚未开展或信息系统不完善的机构应建立呼吸机患者日志，每日统计有创机械通气患者例数、新发感染例次数。

3.通过医疗机构相关信息系统获得通用类数据。

（六）指标分析建议

1.建议此指标按照季度和年度进行统计。若统计周期时段间隔较短，可能会因为分子数量少而分母相对固定导致该发生率的数值接近 0。

2.此指标全年的值不能通过各个季度值的算术平均数或者各个季度值的分母累加获得，而应直接利用公式获得。

3.若某医疗机构对 VAP 的监测是全院性的，则分子与分母的数据均为全院数据，若仅对某病区进行监测，如 ICU，则分子与分母数据应均为 ICU 数据。

4.各医疗机构可根据病区使用有创机械通气的频率选择重点监测场所，例如重症医学科等有创机械通气高频率使用的科室。

5.医疗机构此指标的监测结果低于或高于被公开的阈值，在考虑监测方法"可靠性"的同时，也需要考虑医疗机构专科特点和收治住院患者情况及诊断是否正确等因素。同区域或同类型医疗机构的指标可能更有参考性。

6.当指标结果为 0 时，注意区分"0"的内涵。若分母统计周期内有创机械通气总日数为 0，说明此指标无意义；若分子统计周期内 VAP 发生例次数为 0，而分母不为 0，指标结果是真正意义上的 0，说明 VAP 发生率为 0。

7. 建议同步监测 VAP 的相关信息（附录-11），包括人工气道类型、吸痰方式、发生感染时人工气道机械通气时长等信息，有利于医疗机构或病区进行相关分析，提出针对性整改措施，持续有效地进行质量改进。

（七）数据元素

1. NQI.G01 病区代码。

2. NQI.G02 住院患者病案号。

3. NQI.G03 入院时间。

4. NQI.G04 出院时间。

5. NQI.G05 转入病区时间。

6. NQI.G06 转出病区时间。

7. NQI.O15 有创机械通气开始时间。

8. NQI.O16 有创机械通气停止时间。

9. NQI.O36 VAP 诊断时间。

10. NQI.O37 VAP 发生例次数。

十二、护理级别占比（NQI-12）

（一）指标定义

护理级别占比，指统计周期内，医疗机构某级别护理患者占用床日数与住院患者实际占用床日数的百分比。根据监测内容不同，可以分为特级护理占比（NQI-12A）、一级护理占比（NQI-12B）、二级护理占比（NQI-12C）和三级护理占比（NQI-12D）。

（二）指标意义

该指标可反映患者病情的轻重缓急及护理需求和护理工作量，帮助管理者推算出护理工作负荷，是合理安排护理人力资源的重要依据，对临床护理管理和人力调配起着指导作用。

（三）计算公式

1. 特级护理占比 $= \dfrac{\text{同期特级护理患者占用床日数}}{\text{统计周期内住院患者实际占用床日数}} \times 100\%$

2. 一级护理占比 $= \dfrac{\text{同期一级护理患者占用床日数}}{\text{统计周期内住院患者实际占用床日数}} \times 100\%$

141

3.二级护理占比 $= \dfrac{\text{同期二级护理患者占用床日数}}{\text{统计周期内住院患者实际占用床日数}} \times 100\%$

4.三级护理占比 $= \dfrac{\text{同期三级护理患者占用床日数}}{\text{统计周期内住院患者实际占用床日数}} \times 100\%$

（四）说明

1.住院患者的护理级别是由医生和护士共同确定。

2.护理级别的划分根据国家行业标准《护理分级》（WS/T 431-2013）制定，包括特级护理、一级护理、二级护理和三级护理共4类。个别医疗机构护理级别名称与上述分类不一致，在计算此指标时应根据《护理分级》（WS/T 431-2013）标准对应至相应护理级别再进行计算。

3.某级别护理患者占用床日数，指统计周期内执行该级别护理的患者占用的床日数之和，统计周期内每天0点统计各级别护理患者数，分别累计求和。同一患者一天内护理级别有变化时，只能计算一次。入院后于当日24点以前出院或死亡的患者（如日间病区患者），统计当日最高护理级别。

（五）数据收集方法

各住院患者级别护理患者占用床日可通过HIS或NIS系统、护理记录或人工采集等方式统计；住院患者实际占用床日数通过HIS系统获取。

（六）指标分析建议

1.建议此指标按照季度和年度进行统计。也可根据管理需要，结合护患比及时段，为护理人力使用情况提供参考依据。

2.此指标全年的值不能通过各个季度值的算术平均数或者各个季度值的分母累加获得，而应直接利用公式获得。

3.医疗机构此指标的监测结果低于或高于被公开的阈值，在考虑监测方法"可靠性"的同时，也需要考虑医疗机构专科特点和护理的住院患者情况等因素。同区域或同类型医疗机构的指标可能更有参考性。

4.护理级别占比可以应用于护理工作负荷与护理人力配置的预判、护理质量与护理人力配置关联推断等。管理者定期监测各个病区护理级别占比，并关联护患比、护理质量结果进行综合分析，识别护理人力的配置是否合理，进而提前进行预判，做好应对和预案，以保障患者的安全和护理质量。

5.以护理级别占比为护理人力配备的参考指标时，还应考虑各医疗机构或病区护理的患者病种、疑难程度，护士能力等实际情况。

（七）数据元素

1. NQDS.G01 病区代码。

2. NQDS.G02 住院患者病案号。

3. NQDS.G03 入院时间。

4. NQDS.G04 出院时间。

5. NQDS.G05 转入病区时间。

6. NQDS.G06 转出病区时间。

7. NQDS.S17 住院患者实际占用床日数。

8. NQDS.S18 特级护理患者占用床日数。

9. NQDS.S19 一级护理患者占用床日数。

10. NQDS.S20 二级护理患者占用床日数。

11. NQDS.S21 三级护理患者占用床日数。

十三、护士执业环境（NQI-13）

（一）指标定义

护士执业环境，指促进或制约护理专业实践的工作场所的组织因素，如护士参与医疗机构管理的程度、医疗机构对护理工作的支持程度、护理领导力、护士配置、护理专业提升、护士待遇、医护关系、护士社会地位等。

（二）指标意义

进行护士执业环境测评，可以了解我国护士执业环境的现状，促进我国护士执业环境的改进。健康的护士执业环境可以提高护士工作满意度，降低护士离职率，培养护士的专业行为，充分调动护理人员积极性，持续提升护理质量安全，进而节约医疗机构管理成本与患者医疗成本。

（三）工具

使用国家卫生健康委医院管理研究所护理管理与康复研究部主导开发的《护士执业环境测评量表》。该量表共有 37 个条目，分 10 个维度：医疗机构管理参与度（条目 1～3）、临床护理专业性（条目 4～5）、领导与沟通（条目 6～9）、质量管理（条目 10～15）、内部支持（条目 16～20）、医护合作（条目 21～22）、专业提升（条目 23～26）、人力配置（条目 27～31）、社会地位（条目 32～33）、薪酬待遇（条目 34～36）。条目 37 为总体评价。

（四）说明

1. 计算医疗机构护士执业环境得分：计算每份有效问卷的量表条目 1 ～ 36 的评分总和，除以条目数 36，作为每位护士对医疗机构执业环境的评分。若所有参加测评护士对执业环境的评分呈正态分布，取其均数 ± 标准差作为医疗机构的护士执业环境得分。若呈非正态分布，则取其中位数、四分位数。

2. 计算各维度得分：计算每份有效问卷中各个维度包含的条目评分总和，除以该维度的条目数，作为每位护士对执业环境各个维度的评分。若所有参评护士对执业环境的评分呈正态分布，取其均数 ± 标准差作为医疗机构的护士执业环境得分。若呈非正态分布，则取其中位数、四分位数。

3. 计算各条目得分：计算医疗机构所有有效问卷的每一条目的均数和标准差（数据呈正态分布时），或中位数、四分位数（数据呈非正态分布时）。

4. 纳入群体：①参加执业环境测评的护士应具护士执业资格，在被测评医疗机构注册、本年度从事护理岗位工作时间 ≥ 50%，入职时间 ≥ 1 年，无精神疾病史，自愿参加调查。②医疗机构层面的调查，参与调查人数不低于全院执业护士数的 60%；病区层面的调查，有效问卷不低于病区执业护士数的 80%。③参与调查的人员的岗位类别、工作年限、工作科室等必须符合调查目的和需求，且各层次都涉及使样本具有代表性。

5. 排除群体：①非本医疗机构注册护士。②入职时间不满 1 年的护士。③非护理工作岗位（如院办）工作的护士。

（五）数据收集方法

使用国家卫生健康委医院管理研究所护理管理与康复研究部主导开发的《护士执业环境测评量表》。护士执业环境测评量表为自填式问卷，测评周期为 1 年 1 次。调查前，调查人员应按照量表指导语，向参加测评的护士说明调查的目的和应答方法，并承诺数据保密，保证调查对象在无任何压力下填写，以不记名方式进行回收，以确保测评结果真实、可靠。

（六）指标分析建议

1. 护士执业环境每年调查 1 次，通常情况以医疗机构为单位。若关注科室、病区层面的护士执业环境，可以以科室或病区为单位。

2. 分析护士执业环境时，一方面可以分析量表中每一条目得分、各维度得分，以及总量表得分，将这些得分与自身的历史数据进行比较，以分析变化及原因；也可以与本地区同级别医疗机构、标杆等进行比较分析，采取改善措施，营造更加健康的护士执业环境。

3.护士执业环境，可以独立，也可以和其他指标联合，作为护理质量结构指标，分析其对护理质量过程指标、结果指标的影响。

4.在分析护士执业环境的影响因素时，可以分析其他结构指标，如护患比、护理时数、护士学历结构、职称结构、年资结构、离职率等对护士执业环境的影响。

（七）测评量表

详见附录-12《护士执业环境测评量表》。

十四、锐器伤发生率（NQI-14）

（一）指标定义

锐器伤，是指在工作过程中，被针头、玻璃、器械、刀片或其他锐器造成的皮肤或黏膜意外破损。

锐器伤发生率，是指统计周期内，护理人员发生锐器伤的例次数与本医疗机构执业护士人数的百分比。

（二）指标意义

锐器伤是医务人员职业暴露最主要方式，其中护理人员是锐器伤发生的高危人群。锐器伤最常见、最大危害是感染血源性传播疾病，如 HBV、HIV 等，锐器伤的发生会给护理人员身心、经济乃至社会都造成巨大危害。锐器伤发生率反映了医院护理人员锐器伤发生现状与防护水平。监测该指标，了解医院锐器伤发生情况，分析临床护理人员发生锐器伤的原因及危险因素，提出相应的防护策略，减少锐器伤的发生，确保护士职业安全。

（三）计算公式

$$锐器伤发生率 = \frac{同期护理人员发生锐器伤例次数}{统计周期内医疗机构执业护士人数} \times 100\%$$

（四）说明

1.护理人员发生锐器伤例次数：统计周期内，护理人员在本院工作过程中发生锐器伤的总例次数，同一人员统计周期内多次发生锐器伤则按实际频次计算。

包含：在医院护理岗位工作的人员发生的锐器伤，包括本院执业护士、新入职未注册护士、规培护士、实习护士、进修护士（无论是否本院注册）发生的锐器伤。

排除：不在护理岗位工作的护士（如在党办工作护士）发生的锐器伤及非工作过程中发生的锐器伤。

2. 执业护士人数：指统计周期内，取得护士执业资格、在本医疗机构注册并在护理岗位工作的护士。计算执业护士人数，以统计周期初执业护士人数与统计周期末执业护士人数之和除以 2。

包含：临床护理岗位护士、护理管理岗位护士、其他护理岗位护士、护理岗位的返聘护士、护理岗位的休假（含病产假）护士。

排除：医疗机构职能部门、后勤部门、医保等非护理岗位护士，未取得护士执业资格人员，未在本院注册的护士。

特殊说明：此指标分子和分母中监测的"护士"范围不一致，分母限定医疗机构执业护士，分子除医疗机构执业护士外还包含在医院护理岗位工作的新入职未注册护士、规培护士、实习护士、进修护士（无论是否在本院注册）。考虑若仅仅统计本院执业护士发生的锐器伤，并不能真实客观反映医院锐器伤发生现状与防护水平，且新入职护士、规培护士、实习护士、进修护士（无论是否本院注册）是更需要关注与指导的护理人员群体，因此分子中纳入医院规培护士、实习护士、进修护士发生的锐器伤例次数。但医院或病区新入职护士、规培护士、实习护士、进修护士人数变动较大，总数不易统计，为减轻数据采集负担，分母采用相对固定的"执业护士人数"。分子与分母纳入群体虽不完全相同，但各医疗机构与病区采用一致的统计口径，结果依然具有可比性。

（五）数据收集方法

1. 医疗机构应建立锐器伤处理与伤情登记、追踪制度。

2. 具有信息化自动收集能力的医院，建议直接从医院信息系统中获取数据。

3. 信息系统不完善的医疗机构，通过锐器伤处理与伤情登记、追踪表单人工采集。

（六）指标分析建议

1. 建议此指标的统计周期为季度和年度，也可根据质量管理需要设定。指标的全年值不能通过各个季度值累加获得，应直接利用指标公式计算获得。

2. 同区域同类型医疗机构的指标结果更具有参考性。

3. 若医疗机构此指标的监测结果远远高于区域同类机构阈值的上限或低于阈值下限，需要先从监测方法上探讨当前医院护理人员锐器伤的诊断、数据获取、上报等过程的"可靠性"是否能够保证，建议院级或科室质量安全管理小组专业人员进行复核。

4.建议同步监测锐器伤的相关信息（附录-13），包括锐器伤所涉及的具体器具、操作过程或环节、人员等信息，有利于医疗机构或病区进行相关分析，提出针对性整改措施，持续有效地进行质量改进。

（七）数据元素

1. NQI.G01 病区代码。

2. NQI.S03 医疗机构执业护士人数。

3. NQI.O38 护士发生锐器伤例次数。

十五、静脉用细胞毒性抗肿瘤药物全部开放环境下配置率（NQI-15）

（一）指标定义

抗肿瘤药物，指通过多种途径杀灭或抑制癌细胞来达到治疗恶性肿瘤目的的药物。根据药理作用的不同分为细胞毒性药物和非细胞毒性药物。细胞毒性药物包括烷化剂、抗代谢药、抗肿瘤抗生素类、植物来源的抗肿瘤药物及其衍生物、抗肿瘤激素类药物等。非细胞毒药物以分子靶向抗肿瘤药物为主，比如小分子激酶抑制剂、蛋白酶体抑制剂、组蛋白去乙酰化酶抑制剂、单克隆抗体类药物、反义寡核苷酸类药物。

静脉用细胞毒性抗肿瘤药物全部开放环境下配置率，指调查时，全部在开放环境下配置静脉用细胞毒性抗肿瘤药物的医疗机构数量占所调查的医疗机构中需要配置静脉用细胞毒性抗肿瘤药物的医疗机构数量的百分比。

（二）指标意义

临床上使用的抗肿瘤药物大多为细胞毒性药物，在抑制或杀灭肿瘤细胞的同时也对机体正常的细胞、组织有杀伤作用。抗肿瘤药物的配置应在专门的配药室、层流操作台上进行。若在病区开放环境下调配抗肿瘤药，护理人员在配置的过程中，处于急性刺激、过敏反应、遗传毒性、致癌与致畸等职业暴露危害中，经常接触会产生一定程度的损害，如白细胞减少、血小板减少、口腔溃疡、脱发等，甚至有致癌、致畸、致突变等远期损害的风险。静脉用细胞毒性抗肿瘤药物全部开放环境下配置率，反映医院对细胞毒性抗肿瘤药物职业暴露的防护能力。监测该指标，有助于了解医院抗肿瘤药物职业暴露防护现状，提高护理管理人员和临床护理人员的重视程度，加强职业防护，减少职业暴露危害。

（三）计算公式

静脉用细胞毒性抗肿瘤药物全部开放环境下配置率＝

$$\frac{全部在开放环境下配置细胞毒性静脉用抗肿瘤药物的医疗机构数量}{需配置静脉用抗肿瘤药物的医疗机构数量} \times 100\%$$

（四）说明

1. 集中配置：为保证医务人员与患者安全及静脉用抗肿瘤药物的特殊质量要求，将传统分散于各病区配置的方式，改为集中到在静脉用药调配中心（Pharmacy Intravenous Admixture Services, PIVAS）进行配置。

2. 部分集中配置：指部分静脉用抗肿瘤药物在静脉用药调配中心进行配置。

3. 全部开放环境下配置：指所有静脉用抗肿瘤药物均未在静脉用药调配中心进行配置。

4. 排除不需要配置静脉用抗肿瘤药物的医疗机构。

5. 细胞毒性抗肿瘤药物（表 2-1）。

表 2-1　细胞毒性抗肿瘤药物目录

（供参考，包含但不限于目录中药物）

药物分类	烷化剂	抗代谢药	抗肿瘤抗生素类	植物来源的抗肿瘤药及其衍生物	抗肿瘤激素类	其他抗肿瘤药
药物名称	异环磷酰胺	氟尿嘧啶	柔红霉素	多西他赛	戈舍瑞林	奥沙利铂
	环磷酰胺	米托蒽醌	伊达比星	长春瑞滨	亮丙瑞林	卡铂
	-	阿糖胞苷	多柔比星	伊立替康	曲普瑞林	顺铂
	-	阿扎胞苷	表柔比星	依托泊苷	氟维司群	奈达铂
	-	地西他滨	吡柔比星	长春地辛	-	-
	-	氟达拉滨	博来霉素	紫杉醇	-	-
	-	培美曲塞	平阳霉素	-	-	-
	-	阿糖胞苷	米托蒽醌	-	-	-
	-	吉西他滨	放线菌素 D	-	-	-
	-	甲氨蝶呤	丝裂霉素	-	-	-
	-	雷替曲塞	-	-	-	-

（五）数据收集方法

医院护理部管理人员根据医院静脉用细胞毒性静脉用抗肿瘤药物配置方式实际情况直接上报。

（六）指标分析建议

1. 此指标为横断面调查指标，每年某一个时点调查一次，了解某个区域整体情况。

2. 该指标为国家层面统一计算，对于医疗机构来说，无须计算该指标。

（七）数据元素

1. NQDS.G01 病区代码。

2. NQDS.S68 全部在开放环境下配置静脉用细胞毒性抗肿瘤药物的医疗机构数量。

3. NQDS.S69 需配置静脉用细胞毒性抗肿瘤药物的医疗机构数量。

十六、ICU气管导管非计划拔管后24小时内再插管率（NQI-16）

（一）指标定义

ICU患者气管导管非计划拔管后24小时内再插管例次数占同期ICU患者气管导管非计划拔管总例次数的百分比。

（二）指标意义

该指标反映ICU科室气管导管的管道维护管理质量，也反映对ICU患者脱机拔管指征的把握能力。监测该指标，能够加强医护对高危人群的关注，及时采取恰当有效的防范措施，降低非计划性拔管率和重置率，同时正确评估导管留置的必要性，尽早移除不必要的导管，真正保证ICU气管导管置管患者的安全。

（三）计算公式

ICU气管导管非计划拔管后24小时内再插管率＝

$$\frac{\text{同期 ICU 气管导管非计划拔管后 24 小时内再插管例次数}}{\text{统计周期内 ICU 气管导管非计划拔管例次数}} \times 100\%$$

（四）说明

1. ICU气管导管非计划拔管后24小时内再插管例次数：统计周期内，ICU住院患者留置气管导管（包含气管插管导管和气管切开导管）发生非诊疗计划范畴内拔管，拔管后24小时内再次进行置管的例次数总和。

2. ICU气管导管非计划拔管例次数：统计周期内，ICU住院患者留置气管导管

（包含气管插管导管和气管切开导管）发生非诊疗计划范畴内的拔管例次数总和。

包含：患者自行拔除气管导管；各种原因导致的气管导管滑脱；因导管质量问题及导管堵塞等情况需要提前拔除气管导管；因导管相关感染需提前拔除的气管导管。

排除：医生根据患者病情转归程度，达到导管拔除指征，医嘱拔除导管；导管留置时间达到上限，拔除或更换导管；非住院患者拔管，如门诊患者和急诊抢救患者。

（五）数据收集方法

具有信息化自动收集能力的医院建议直接从医院信息系统中获取数据。

信息系统不完善的医疗机构，可通过建立 ICU 气管导管非计划拔管不良事件上报登记表单人工采集。

（六）指标分析建议

1.建议此指标的统计周期为季度和年度，也可根据质量管理需要设定。指标的全年值不能通过各个季度值累加获得，应直接利用指标公式计算获得。

2.同区域同类型医疗机构的指标结果更具有参考性。

3.若医疗机构此指标的监测结果远远高于区域同类机构阈值的上限或低于阈值下限，需要先从监测方法上探讨当前医院 ICU 气管导管非计划拔管与 24 小时内再插管的诊断、数据获取、上报等过程的"可靠性"是否能够保证，建议院级或科室质量安全管理小组专业人员进行复核。此外，综合考虑本院 ICU 患者病情等因素。

4.当指标结果为 0 时，注意区分"0"的内涵。若分母统计周期内 ICU 气管导管非计划拔管例次数为 0，说明此指标无意义。若分子统计周期内 ICU 气管导管非计划拔管后 24 小时内再插管例次数为 0，而分母不为 0，指标结果是真正意义上的 0，说明 ICU 患者发生气管导管非计划拔管后 24 小时内再插管率为 0，此时需要考虑是否准确掌握了 ICU 患者脱机拔管指征，以及是否尽早移除了不必要的导管。

5.建议同步监测 ICU 气管导管非计划拔管发生率、呼吸机相关性肺炎发生率。

（七）数据元素

1.NQDS.G01 病区代码。

2.NQDS.O20 ICU 气管导管非计划拔管例次数。

3.NQDS.O21 ICU 气管导管非计划拔管后 24 小时内再插管例次数。

十七、ICU APACHE Ⅱ评分 ≥ 15 分患者占比（NQI-17）

（一）指标定义

APACHE 评分系统，即急性生理与慢性健康状况评分系统（Acute Physiology And Chronic Health Evaluation，APACHE），是一类应用于 ICU 评价危重症患者病情严重程度及预测预后的客观评分体系。APACHE 评分计算由三部分组成，分别是反映疾病严重程度的急性生理学评分、年龄评分和患病前的慢性健康状况评价，三者分值相加得到 APACHE 分值。APACHE 评分系统经过 30 年的发展，不断推陈出新，经历了由 APACHE I 到 APACHE IV 的发展过程，国内外使用最为广泛的是 APACHE II。

ICU APACHE II 评分 ≥ 15 分患者占比，指统计周期内，患者入 ICU 24 小时内进行 APACHE II 评分，分值 ≥ 15 分的患者数占同期入 ICU 患者总数的百分比。

（二）指标意义

APACHE II 评分，用于评估患者病情的严重程度，其结果对医疗资源合理利用（人力、物力配备），对危重患者治疗、护理和预后判断，均具有指导意义。APACHE II 评分分值越高代表患者病情越危重。一般认为，APACHE II 评分 ≥ 15 分者为中度危险，≥ 20 分者为严重危险。ICU APACHE II 评分 ≥ 15 分患者占比，反映了 ICU 收入患者的病情危重程度，监测该指标，对入 ICU 患者的病情进行客观有效评估，依据评估结果制定和修正医疗护理计划、临床决策，可以提高治疗、护理措施的准确性、有效性，从而降低严重并发症的发生，最大化保障患者安全。此指标常用于对 ICU 医疗资源利用状况和危重症医疗质量的持续改进，是评价 ICU 治疗效果、护理质量的重要指标。

（三）计算公式

ICU APACHE II 评分 ≥ 15 分患者占比 =

$$\frac{\text{同期 ICU APACHE II 评分} \geq 15 \text{ 分患者数}}{\text{统计周期内入 ICU 患者总数}} \times 100\%$$

（四）说明

1. ICU APACHE II 评分 ≥ 15 分患者数：统计周期内，患者入 ICU 24 小时内进行 APACHE II 评分，分值 ≥ 15 分的患者数之和。

2. 入 ICU 患者总数：统计周期内，ICU 入科患者数之和。

包含：ICU 科室新办理住院手续的患者、转入患者。统计周期内，同一患者一次住院期间，多次转入 ICU 应累计。

（五）数据收集方法

具有信息化自动收集能力的医院建议直接提取 APACHE II 评分。

信息系统不完善的医疗机构，可通过建立入 ICU 患者 APACHE II 评分表人工采集。

（六）指标分析建议

1. 建议此指标的统计周期为季度和年度，也可根据质量管理需要设定。指标的全年值不能通过各个季度值累加获得，应直接利用指标公式计算获得。

2. 同区域同类型医疗机构的指标结果更具有参考性。

3. 若医疗机构此指标的监测结果远远高于区域同类机构阈值的上限或低于阈值下限，建议在院级或科室质量安全管理小组专业人员进行复核的同时，考虑本院 ICU 患者病情等因素。

4. 建议同步监测 ICU 患者压力性损伤发生率、导管相关感染发生率、VAP 发生率、死亡率等，与 APACHE II 评分结果进行关联分析。

（七）数据元素

1. NQDS.G01 病区代码。

2. NQDS.S25 入 ICU 患者总数。

3. NQDS.S67 ICU APACHE II 评分 ≥ 15 分患者数。

十八、新生儿院内尿布皮炎发生率（NQI–18）

（一）指标定义

尿布皮炎，指在使用尿布或尿垫时，由于皮肤暴露于潮湿环境中或与念珠菌（Candida）接触而引起的皮肤炎症变化。常见于新生儿纸尿裤覆盖区域，表现为肛门附近、臀部或会阴部等处皮肤出现肿胀、散在红斑或红疹，严重者可导致患处皮肤糜烂、溃破及渗液，甚至发生败血症。

新生儿院内尿布皮炎，指新生儿在住院期间新发生的尿布皮炎，相关监测指标有 2 个：新生儿院内尿布皮炎发生率和新生儿中度及以上院内尿布皮炎占比。

1. 新生儿院内尿布皮炎发生率（NQI-18A），指统计周期内新生儿院内尿布皮炎的发生例次数与同期住院新生儿实际占用床日数的千分比。

2. 新生儿中度及以上院内尿布皮炎占比（NQI-18B），指统计周期内住院新生儿中度及以上院内尿布皮炎的发生例次数与同期新生儿院内尿布皮炎发生例次数的百分比。

（二）指标意义

尿布皮炎是新生儿最常见的一种皮肤问题，若不及时处理，会导致患处皮肤糜烂、溃破及渗液，甚至可能继发局部或全身感染。新生儿尿布皮炎发生的常见诱因包括直接刺激、感染因素、喂养因素、治疗因素、尿布材质等，需要护理人员保持高度的关注度与工作投入。将新生儿院内尿布皮炎发生率作为护理质量指标进行监测，对患儿而言，有助于减少尿布皮炎的发生，缩短尿布皮炎的愈合时间；对护士而言，有助于提高护理管理人员和临床护理人员的重视程度，早期干预，预防新生儿院内尿布皮炎的发生；同时对已发生的做到早发现，正确诊断、分级，根据皮肤损害的程度，给予相应的治疗护理，加速愈合；此外，通过对尿布皮炎发生原因的分析，促进医疗机构对婴幼儿医疗用品的质量监管、物流体系的完善起到积极的推动作用。

新生儿中度及以上院内尿布皮炎占比反映了新生儿中度、重度院内尿布皮炎在全部新生儿院内尿布皮炎中所占的比率。这一指标的建立有助于引导临床护理人员重视并掌握中度及以上院内尿布皮炎的发生情况，做到早期判断、分级，根据皮肤损害的严重程度，积极给予相应的治疗护理，减少分期加重。

（三）计算公式

1.新生儿院内尿布皮炎发生率 =

$$\frac{同期新生儿院内尿布皮炎发生例次数}{统计周期内住院新生儿实际占用床日数} \times 1000‰$$

2.新生儿中度及以上院内尿布皮炎占比 =

$$\frac{同期新生儿中度及以上院内尿布皮炎发生例次数}{统计周期内新生儿院内尿布皮炎发生例次数} \times 100\%$$

（四）说明

1.新生儿：指从脐带结扎开始至出生后未满 28 天的婴儿。统计时，以新生儿入院时出生日龄 ≤ 28 天为准。

2.新生儿院内尿布皮炎发生例次数：指统计周期内新生儿入院后新发生的尿布皮炎例次数。新生儿从 A 病区转入 B 病区，如交接前在 A 病区发生院内尿布皮炎计为 A 病区例数，交接后发生的新部位尿布皮炎计为 B 病区例数；同一新生儿一次住院期间多次发生，发生 1 次痊愈后的再发生则计为新发病例；院外带入尿布皮炎，若分期加重或发生了新的部位也计为 1 例。

包含：住院新生儿入院后发生的符合尿布皮炎诊断的例次数。

排除：院外带入尿布皮炎；母婴同室新生儿尿布皮炎。

3. 住院新生儿实际占用床日数：指统计周期内，病区每天 0 点住院新生儿实际占用的床日数总和。

包含：入院时日龄 ≤ 28 天的新生儿占用床日数（含本次住院期间日龄超过 28 天后占用床日数）。

排除：母婴同室新生儿。

4. 新生儿尿布皮炎分级：根据严重程度，可将新生儿尿布皮炎划分为轻、中、重 3 个等级（图 2-1）。

轻度：皮肤红斑或红疹，没有破损。

中度：皮肤红斑或红疹，有轻微破损。

重度：皮肤红斑或红疹，有大面积破损或溃疡（不是压力性损伤）。如伴有念珠菌感染可见鲜明的红色卫星状损伤 / 脓疱，可扩展到腹股沟或皮肤皱褶处。

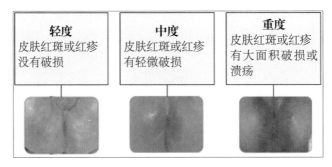

图 2-1　新生儿尿布皮炎严重程度分级

5. 新生儿中度及以上院内尿布皮炎发生例次数：是指统计周期内新生儿入院后新发生的中度及以上分期的尿布皮炎的例次数。同一新生儿一次住院期间，若轻度尿布皮炎分期加重至中度或重度应计为 1 例次新生儿中度及以上院内尿布皮炎。院外带入尿布皮炎，若分期加重至中度或重度也计为 1 例次。

包含：新生儿中度院内尿布皮炎发生例次数；新生儿重度院内尿布皮炎发生例次数。

排除：新生儿轻度院内尿布皮炎发生例次数。

（五）数据收集方法

建立新生儿院内尿布皮炎评估及记录表，通过基于医院信息系统获得新生儿院内尿布皮炎发生例次数和分级情况。

信息系统不完善的医疗机构，可通过护理记录、护理日报人工采集。

（六）指标分析建议

1. 建议此指标的统计周期为季度和年度，也可根据质量管理需要设定。指标的全年值不能通过各个季度值累加获得，应直接利用指标公式计算获得。

2. 同区域同类型医疗机构的指标结果更具有参考性。

3. 若医疗机构此指标的监测结果远远高于区域同类机构阈值的上限或低于阈值下限，需要先从监测方法上探讨当前医院新生儿院内尿布皮炎的诊断、数据获取、上报等过程的"可靠性"是否能够保证，建议院级或科室质量安全管理小组专业人员进行复核。此外，考虑本院专科特点和住院患者综合情况等因素。

4. 建议同步监测新生儿院内尿布皮炎相关信息（附录-14），包括新生儿的喂养状况、大便性状、尿布类型、更换频率等新生儿尿布皮炎发生的常见诱因信息，有利于医疗机构或病区进行相关分析，提出针对性整改措施，持续有效地进行质量改进。

（七）数据元素

1. NQDS.G01 病区代码。

2. NQDS.S22 住院新生儿实际占用床日数。

3. NQDS.O39 新生儿院内尿布皮炎发生例次数。

4. NQDS.O40 新生儿中度及以上院内尿布皮炎发生例次数。

十九、患儿外周静脉输液渗出／外渗发生率（NQI-19）

（一）指标定义

药物渗出，指在外周静脉输液过程中，非腐蚀性药液进入静脉管腔以外的周围组织；药物外渗，指在外周静脉输液过程中，腐蚀性药液进入静脉管腔以外的周围组织。相关监测指标有 2 个：患儿外周静脉输液渗出／外渗发生率、患儿外周静脉输液外渗占比。

1. 患儿外周静脉输液渗出／外渗发生率（NQI-19A）：指统计周期内住院患儿发生外周静脉渗出和外渗的例次数与住院患儿外周静脉通路留置总日数的千分比。

2. 患儿外周静脉输液外渗占比（NQI-19B）：指统计周期内住院患儿发生外周静脉输液外渗例次数占住院患儿外周静脉输液渗出／外渗发生总例次数的百分比。

（二）指标意义

鉴于患儿年龄特点、配合度、血管特点、组织特点等因素，儿科输液管路发

生渗出 / 外渗的概率高、不易被发现，且周围组织损伤风险高、损伤程度严重。患儿外周静脉输液渗出 / 外渗发生率反映对儿科患者外周静脉输液管理的过程和结果。监测外周静脉输液渗出 / 外渗发生率，有助于提高临床护理人员对患儿外周静脉通路的关注程度，及时发现问题，不断完善儿科外周静脉输液治疗护理实践标准，改善外周静脉输液护理行为，降低其并发症，是医疗机构及其护理单元外周静脉输液管理水平的参考、评价指标。

药物外渗是腐蚀性药液在外周静脉输液过程中进入静脉管腔以外的周围组织，很多腐蚀性药物外渗没有有效的治疗方法，尤其是对婴幼儿，一旦发生可能会造成不良后果，抗肿瘤药物和刺激性药物等外渗甚至可以引起静脉炎、皮肤破损、色素沉积等并发症，因此预防外渗非常重要。患儿外周静脉输液外渗占比反映对儿科患者静脉输液中输注腐蚀性药物管理的过程和结果，监测该指标，有助于护理人员在腐蚀性药物使用前、中、后进行全过程评估与观察，实施相应预防及处理的系统护理措施。

（三）计算公式

1.患儿外周静脉输液渗出 / 外渗发生率 =

$$\frac{同期患儿外周静脉输液渗出 / 外渗发生例次数}{统计周期内患儿外周静脉通路留置总日数} \times 1000‰$$

2.患儿外周静脉输液外渗占比 =

$$\frac{同期患儿外周静脉输液外渗发生例次数}{统计周期内患儿外周静脉输液渗出 / 外渗发生总例次数} \times 100\%$$

（四）说明

1.患儿外周静脉输液渗出 / 外渗发生例次数：指统计周期内，患儿住院期间外周静脉输液过程中，发生药物渗出例次数和药物外渗例次数之和。

统计患儿外周静脉输液渗出 / 外渗发生例次数时，同一住院患儿在 24 小时内发生多次外周静脉输液渗出 / 外渗，则累加计算相应的次数。

包含：住院患儿使用一次性钢针、留置针等外周静脉置管输液发生渗出及外渗的例次数；住院患儿为接受辅助检查做准备而临时置入、检查后即拔除的留置针输液发生渗出及外渗的例次数。

排除：外周静脉置管以外的置管（如动脉置管、中心静脉置管）输液发生渗出及外渗的例次数。

2.患儿外周静脉输液外渗发生例次数：指统计周期内，患儿住院期间外周静脉输液过程中，发生药物外渗的例次数。

包含：住院患儿使用一次性钢针、留置针等外周静脉置管输液发生外渗的例次数。住院患儿为接受辅助检查做准备而临时置入、检查后即拔除的留置针输液发生外渗的例次数。

排除：外周静脉置管以外的置管（如动脉置管、中心静脉置管）输液发生外渗的例次数。所有住院患儿使用一次性钢针、留置针等外周静脉置管输液发生渗出的例次数。

3. 患儿外周静脉通路留置总日数：指统计周期内患儿在住院期间留置外周静脉通路的日数之和，外周静脉留置针每跨越 0 点 1 次计作 1 日。当天置入并拔除也计作 1 日。若同一住院患儿留置多条外周静脉通路则应计算每一条通路相应的留置日数。

统计时，带管入科（包括新入院或从其他科室转入）患儿以入科当日开始，每跨越 0 点 1 次计作 1 日，带管转科患儿以转科日期为止。

包含：住院患儿留置一次性钢针、留置针等外周静脉置管的总日数；住院患儿为接受辅助检查做准备而临时置入、检查后即拔除的留置针留置日数。

排除：外周静脉置管以外的置管（如动脉置管、中心静脉置管）留置的日数。

4. 儿科外周静脉渗出分级见表 2-2。

表 2-2　儿科外周静脉渗出分级

分　级	指　征
0	• 无症状 • 冲管顺畅且容易
1	• 主要指征：穿刺点周围小范围肿胀（1% ～ 10%） （说明：如果渗出局限在手掌/足部，需去除局部腕带、拔除 PVC 针后 5 ～ 10 分钟，再测量肿胀范围） • 辅助指征：冲管遇阻 　　　　　　穿刺点周围疼痛
2	• 主要指征：穿刺点周围轻微肿胀（穿刺点以上或以下 1/4 患肢，或 10% ～ 25% 患肢） （说明：① 如果渗出局限在手掌/足部，需去除局部腕带、拔除 PVC 针后 5 ～ 10 分钟，再测量肿胀范围；② 上肢长度：自肩峰至中指尖端；③ 下肢长度：自髂前上棘到胫骨内踝下缘） • 辅助指征：皮肤发红 　　　　　　穿刺点周围疼痛

分　级	指　征
3	• 主要指征：穿刺点周围中度肿胀（穿刺点以上或以下 1/4 ～ 1/2 患肢，或 25% ～ 50% 患肢） （说明：① 如果渗出局限在手掌 / 足部，需去除局部腕带、拔除 PVC 针后 5 ～ 10 分钟，再测量肿胀范围；② 上肢长度：自肩峰至中指尖端；③ 下肢长度：自髂前上棘到胫骨内踝下缘） • 辅助指征：穿刺点周围疼痛 　　　　　　皮温降低 　　　　　　皮肤苍白 　　　　　　穿刺点下脉搏减弱
4	• 主要指征：穿刺点周围严重肿胀（穿刺点上下大于 1/2 患肢，或大于 50% 患肢） （说明：① 如果渗出局限在手掌 / 足部，需去除局部腕带、拔除 PVC 针后 5 ～ 10 分钟，再测量肿胀范围；② 上肢长度：自肩峰至中指尖端；③ 下肢长度：自髂前上棘到胫骨内踝下缘） 　　　　　　皮肤破损 / 坏死 　　　　　　有水疱 　　　　　　血液制品，刺激性液体和（或）腐蚀性液体渗漏，不论肿胀范围大小 • 辅助指征：皮温降低 　　　　　　皮肤苍白 　　　　　　穿刺点下脉搏减弱或消失 　　　　　　穿刺点周围疼痛 　　　　　　毛细血管再充盈 >4 秒

注：①级别判定：只要符合一条主要指征即可判断；辅助指征为级别判断提供协助指导。
　　②药物外渗属于第 4 级。

（五）数据收集方法

建立患儿外周静脉渗出、外渗评估及记录表，通过基于信息化的不良事件上报系统获得患儿外周静脉渗出和外渗例次数和分级情况。

信息系统不完善的医疗机构，可通过护理记录、护理日报或者不良事件上报登记表人工采集。

（六）指标分析建议

1. 建议此指标的统计周期为季度和年，也可根据质量管理需要设定。指标的全年值不能通过各个季度值累加获得，应直接利用指标公式计算获得。

2. 同区域同类型医疗机构的指标结果更具有参考性。

3. 若医疗机构此指标的监测结果远远高于区域同类机构阈值的上限或低于阈值下限，需要先从监测方法上探讨当前医院患儿渗出和外渗的诊断、数据获取、上报等过程的"可靠性"是否能够保证，建议院级或科室质量安全管理小组专业人员进行复核。此外，考虑本院专科特点和住院患者综合情况等因素。

4. 建议同步监测患儿外周静脉输液渗出和外渗相关信息（附录-15），包括患儿的用药情况、输注方式、输注工具、穿刺部位，渗出分级等信息，有利于医疗机构或病区进行相关分析，提出针对性整改措施，持续有效地进行质量改进。

（七）数据元素

1. NQDS.G01 病区代码。

2. NQDS.O41 患儿外周静脉输液渗出 / 外渗发生例次数。

3. NQDS.O42 患儿外周静脉输液外渗发生例次数。

4. NQDS.O43 患儿外周静脉通路留置总日数。

二十、6 月龄内患儿母乳喂养维持率（NQI–20）

（一）指标定义

6 月龄内患儿母乳喂养维持率，指在统计周期内，月龄 ≤ 6 个月的患儿出院时继续母乳喂养人数与出院患儿中入院时母乳喂养人数的百分比。反映 6 月龄内母乳喂养的婴儿虽然发生住院行为，仍继续母乳喂养的比率。

（二）指标意义

《中国儿童发展纲要》中提出在 2020 年前将中国 6 个月纯母乳喂养率提高至 50% 的目标。若中国纯母乳喂养率提高至这一目标，五岁以下儿童死亡率将下降约 5%。计算 6 月龄内患儿母乳喂养维持率能够帮助管理者了解医院在保护、促进和支持母乳喂养工作方面的成效。6 月龄内患儿母乳喂养维持率反映整个医院在促进住院患儿母乳喂养工作的实施情况，包括制度流程的制定、母乳喂养环境的设置、医务人员的宣教及指导、母乳的贮存条件等，是医疗机构及其护理单元母乳喂养促进工作的评价指标。

（三）计算公式

6 月龄内患儿母乳喂养维持率 =

$$\frac{\text{同期出院患儿中持续母乳喂养的 6 月龄内患儿数}}{\text{统计周期内出院患儿中入院时为母乳喂养的 6 月龄内患儿数}} \times 100\%$$

（四）说明

1. 6 月龄内患儿：出生月龄 ≤ 6 个月的患儿。统计时以入院时的月龄 ≤ 6 个月为准。

2. 出院患儿中持续母乳喂养的 6 月龄内患儿数：指统计周期内的出院患儿中，入院时月龄 ≤ 6 个月且入院时、出院时皆为母乳喂养的患儿数，包括出院当时未能实现母乳喂养、但评估确定回家后能实现母乳喂养（患儿无母乳喂养禁忌证、母亲有泌乳功能且有喂养意愿）的患儿。

包含：纯母乳喂养、混合喂养的 6 月龄内患儿（含新生儿）。

排除：母婴同室新生儿，捐赠母乳喂养患儿，明确禁止母乳喂养的疾病患儿，母亲疾病或用药禁止母乳喂养的患儿。

3. 出院患儿中入院时为母乳喂养的 6 月龄内患儿数，指统计周期内的出院患儿中，入院时月龄 ≤ 6 个月且入院时为母乳喂养的患儿数。新生儿入院时无论是否母乳喂养（除明确禁止母乳喂养）均应纳入分母。

包含：纯母乳喂养、混合喂养的 6 月龄内患儿。所有住院新生儿（除明确禁止母乳喂养）。

排除：母婴同室新生儿，捐赠母乳喂养患儿，明确禁止母乳喂养的疾病患儿，母亲疾病或用药禁止母乳喂养的患儿。

（五）数据收集方法

建立 6 月龄内患儿母乳喂养情况记录表，通过基于信息化的护理管理系统获得 6 月龄内患儿母乳喂养数据。

信息系统不完善的医疗机构，可通过护理记录、护理日报人工采集。

（六）指标分析建议

1. 建议此指标的统计周期为季度和年，也可根据质量管理需要设定。指标的全年值不能通过各个季度值累加获得，应直接利用指标公式计算获得。

2. 同区域同类型医疗机构的指标结果更具有参考性。

3. 若医疗机构此指标的监测结果远远高于区域同类机构阈值的上限或低于阈值下限，需要先从监测方法上探讨当前医院 6 月龄内患儿母乳喂养的定义理解、数据获取、上报等过程的"可靠性"是否能够保证，建议院级或科室质量安全管理小组专业人员进行复核。此外，考虑本院专科特点和住院患者综合情况等因素。

4. 建议同步监测 6 月龄内患儿母乳喂养中断的相关信息（附录 -16），包括出院时患儿母亲的泌乳状态、喂养意愿和不能继续母乳喂养的原因等造成患儿母乳喂养中断的信息，有利于医疗机构或病区进行相关分析，提出针对性整改措施，持续有效地进行质量改进。

（七）数据元素

1. NQDS.G01 病区代码。

2. NQDS.O44 出院患儿中持续母乳喂养的 6 月龄内患儿数。

3. NQDS.O45 出院患儿中入院时为母乳喂养的 6 月龄内患儿数。

第三章

国家护理质量数据平台简介

国家护理质量数据平台（以下简称"平台"）由国家护理专业质控中心（挂靠单位：国家卫生健康委医院管理研究所）构建，2016 年 6 月正式上线。该平台是一个全国性的护理质量指标数据集成平台，在统一的指标体系指引下，采集各医疗机构护理质量数据并进行整合利用，通过客观数据在一定范围、一定程度上反映医疗机构护理质量现状。

平台主要模块与功能介绍如下。

一、平台模块及功能

（一）平台门户

平台门户内容包含平台首页、学习下载、平台公告、申请加入和平台登录，可实现中英文两种语种模式切换。

1. 平台首页。

在网页浏览器的地址栏内输入平台网址：http://cndnq.hqms.org.cn，即可打开平台首页（图 3-1）。平台首页概述了平台的建设背景、目的与意义，展示了当前全国各省（自治区、直辖市）加入平台填报数据的医院分布情况，陈列了平台监测的护理质量指标列表，帮助医院用户及潜在用户对平台有一个总体认识。

提示：IE10 及以下版本浏览器会影响体验，建议使用谷歌或搜狗浏览器。

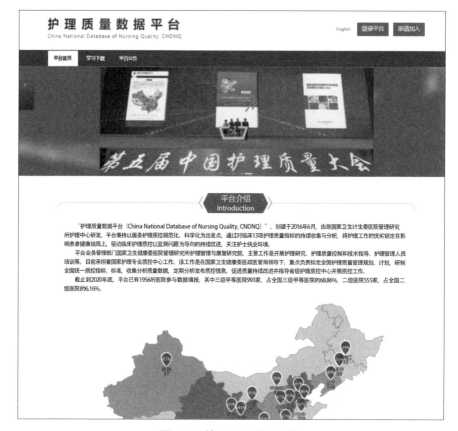

图 3-1　护理质量数据平台

2. 学习下载。

"学习下载"界面放置了平台相关学习资料，包括平台使用手册、申请加入流程、申请加入平台承诺书模板、数据上报流程、指标变量与数据填报模板等，帮助加入的医院数据管理员依据明确指引熟练运用平台。

3. 平台公告。

"平台公告"主要将提炼的平台核心规定、重要事项要求等广泛周知。

4. 申请加入。

有意愿加入平台的医院，可点击"申请加入"按钮，根据申请流程提示，经过阅读"申请须知"—"填报知识测试"—"医院信息填写"—"数据试填"4 个环节后完成申请。医院申请将在线推送给所在省的省级质控中心管理员，待省级质控中心管理员审核并同意后，平台将发送医院用户名和密码至医院管理员申请时预留的手机号。

5. 登录平台。

已成功加入平台医院后，点击"登录平台"，在弹出的对话框内输入医院用户名和密码，进行登录操作。本界面还可以进行忘记密码后修改密码的操作，如忘记密码，可点击"登录平台"—"忘记密码"，通过注册邮箱找回。

（二）用户界面

平台用户有 4 类：病区管理员、医院管理员、省级质控中心管理员、国家级平台管理员，仅病区管理员和医院管理员用户界面有数据填报任务，除此之外，每一类用户界面模块功能基本相同，权限有所不同。此处重点介绍医院管理员用户界面。

医院管理员用户界面包含用户管理、数据填报、数据审核、指标分析、时点调查与分析和护士执业环境测评及分析等模块。

1. 用户管理。

用户管理主要涉及 3 个方面内容，一是医院管理员信息维护，二是医院科室架构维护，三是病区管理员信息的管理与维护。

（1）医院管理员信息维护：医院管理员是医院数据的直接填报和负责人员，此处设置的医院管理手机号、邮箱用于登录平台、接收医院数据分析报告、平台通知及提醒消息。如医院管理员更换，或者医院管理员电话、邮箱、密码需要更改，可在此页面进行操作。

（2）科室维护：按照医院科室架构设置进行科室维护。在首次登入平台及医院科室发生改变时，在此界面进行病区的添加、编辑修改和删除。

（3）病区管理员信息：对确定要开通数据单独填报的病区，在此页面添加病区管理员并进行信息维护。

（4）省级质控中心管理员信息：医院管理员如需联系所在省的省级质控中心管理员，可在此页面查看省级质控中心管理员信息。

2. 数据填报。

此页面的主要功能是实现季度指标变量数据的填报任务，以及为帮助医院填报数据设置的一些辅助功能，如医院填报进度总览、数据填报模板下载、数据导入、变量解释、逻辑校验提醒等。

3. 数据审核。

（1）上报数据审核：医院管理员在此页面核查病区和全院填报数据，数据有误时可在此页面申请修改，确认数据无误后提交至国家平台。

（2）数据修改记录：管理员在此页面查看数据修改审核结果和既往数据修改的记录。

4.指标分析。

（1）指标监测值：病区和医院管理员在此页面可查看不同季度或年份的病区、院级、本省和全国层面护理质量指标结果，亦可导出本院或病区填报数据与分析报告。点击"指标总览"—"查看图表"可以进行多维度组合分析。

（2）结果指标相关信息分析：病区和医院管理员在此页面可查看不同季度或年份的病区、院级、本省和全国层面结果指标相关数据信息的汇总、分析。

5.时点调查与分析。

（1）时点调查：时点调查医院管理员在此页面查看时点调查具体说明，填报相关数据。

（2）时点调查数据分析：医院管理员可在此页面查看和导出不同年份本院时点调查的具体数据及本省和全国层面相关数据。

6.护士执业环境测评与分析。

（1）问卷开启：医院管理员在此页面查看护士执业环境测评指导语并开启问卷。

（2）数据分析：医院管理员在此页面可查看并导出不同年份测评问卷填写的一般情况、量表各条目得分和全省、全国的平均值。

7.改善成果备案。

如医院利用平台中的数据进行护理质量改善并取得成果，包括不限于文章、报告、会议讲话等，请在此页面填写成果相关信息备案。

8.资源专区。

病区和医院管理员可在此页面下载国家护理质量报告、变量解释、填报模板和平台使用手册。

9.消息。

病区和医院管理员可在此页面接收、查看国家和省级质控中心管理员发送的通知、公告和信息。

二、平台层级与职责

（一）病区管理员

1.病区管理员负责收集、填报本病区相关数据。

2.病区管理员可查看和导出本病区护理质量指标数据分析结果，依据数据结果发现病区亟待解决的薄弱点，以此切入开展系统改进工作。

（二）医院管理员

1.医院管理员负责组织医院填报数据。

2.医院管理员负责审核病区和全院填报数据，确保数据提交的及时性和准确性。

3.医院管理员查看和导出本院、本省和全国护理质量指标数据对比分析结果，依据数据结果发现医院亟待解决的薄弱点，以此切入开展系统改进工作。

（三）省级质控中心管理员

1.省级质控中心管理员负责组织辖区医院加入平台填报数据。

2.省级质控中心管理员负责管理、提醒、监督本省平台医院，确保医院填报数据的及时性和准确性。

3.省级质控中心管理员可查看和导出辖区医院、本省和全国护理质量指标数据对比分析结果，依据数据结果总结、反馈本省护理质量现状与薄弱环节，指引系统改进工作方向。

（四）国家级平台管理员

1.国家级平台管理员负责平台的建设、日常维护和管理。

2.国家级平台管理员可查看和导出平台数据，依据数据结果总结、反馈行业护理质量现状与薄弱环节，指引系统改进工作方向。

第四章

国家护理质量数据平台操作方法

第一节 医院管理员用户界面操作方法

一、申请加入

（一）申请加入流程

申请加入流程见图 4-1。

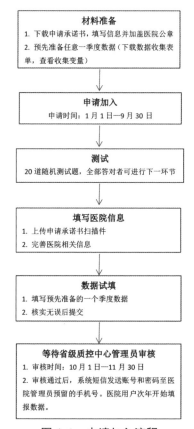

材料准备

1. 下载申请承诺书，填写信息并加盖医院公章
2. 预先准备任意一季度数据（下载数据收集表单，查看收集变量）

申请加入

申请时间：1 月 1 日—9 月 30 日

测试

20 道随机测试题，全部答对者可进行下一环节

填写医院信息

1. 上传申请承诺书扫描件
2. 完善医院相关信息

数据试填

1. 填写预先准备的一个季度数据
2. 核实无误后提交

等待省级质控中心管理员审核

1. 审核时间：10 月 1 日—11 月 30 日
2. 审核通过后，系统短信发送账号和密码至医院管理员预留的手机号。医院用户次年开始填报数据。

图 4-1　申请加入流程

（二）申请加入时限

1. 每年 1 月 1 日—9 月 30 日为申请加入平台时间，医院按照申请流程进行操作，所有步骤都完成后等待省级质控中心管理员进行审核。

2. 每年 10 月 1 日—11 月 30 日平台开放省级质控中心管理员审核权限，省级质控中心管理员核查医院信息并且综合审核医院情况后，发送审核结果。

3. 审核通过的医院从次年开始填报数据（即次年 4 月 1 日填报第一季度数据），并参加执业环境测评和时点调查。

（三）详细操作方法与注意事项

1. 拟加入国家护理质量数据平台的医院，首先应完成申请加入国家护理质量数据平台承诺书（附录-17）。

在浏览器地址栏内输入并打开网址 http://cndnq.hqms.org.cn，点击"学习下载"界面，下载"申请加入平台承诺书模板"。填写承诺书信息，核实无误后打印，在纸质版上加盖医院公章，扫描成 PDF 版或 JPG 版，以电子版格式保存在电脑上备用。

承诺书填写提醒：①单位名称必须填写标准全称，与医院公章上的名称保持一致。②医院管理员为负责平台数据填报的工作人员，应有两位。第一管理员负责医院账户管理、消息接收、日常数据收集、审核与上报，第二管理员为辅助。③承诺书应该加盖医院公章。

2. 医院管理员在接受护理质量指标相关培训后，根据指标定义和内涵，采集本院一个季度全院指标变量数据备用。

3. 点击平台右上角"申请加入"，仔细阅读申请须知，特别是"用户须知"，勾选"同意并已仔细阅读上述须知"，点击"申请加入"。

4. 进入"填报知识测试"界面，平台会随机生成 20 道选择题，考核内容主要涉及护理质量指标的定义、纳入排除标准、变量之间校验规则、平台操作细则等内容。测试为 20 道单选题，答题完毕后点击最下方"下一步"，平台进行阅卷。如有错误，点击"重新测试"，直至 20 道题全部正确时，界面会跳转到"医院信息填写"界面。

5. 在"医院信息填写"界面，点击"上传文件"选择扫描成 PDF 版或 JPG 版的"申请加入平台承诺书"，上传到平台，然后逐项填写医院信息。

（1）平台上填写的"医院名称"必须与医院公章名称一致。

（2）"医院隶属关系"选项有省（自治区、直辖市）、地（自治州、盟、省辖市、直辖市辖区）和县。省级医院和直辖市市属医院选择"省（自治区、直辖市）"；地市级医院选择"地（自治州、盟、省辖市、直辖市辖区）"；县级医院选择"县"。

（3）"医院临床教学基地类型"选项有附属医院、教学医院和实习医院。其中"附属医院"是指医院为高等医学院校的组成部分，承担临床教学是它的基本任务之一，主要包括临床课程教学、临床见习、临床实习、毕业实习；"教学医院"是指经卫生部、国家中医药管理局和国家教育部备案的，与高等医学院校建立稳定教学协作关系的地方、企业、军队所属的医院，承担高等医学院校的部分临床理论教学、临床见习、临床实习和毕业实习任务；"实习医院"是经院校与医院决定，与高等医学院校建立稳定教学协作关系的地方、企业、军队所属的医院，承担高等医学院校的部分临床见习、临床实习和毕业实习任务。

（4）"填报人"相关信息为医院管理员信息，即医院直接负责平台数据填报工作的第一管理员。医院经审核同意加入平台后，登录账号为医院管理员手机号，日后平台发送相关工作消息是以短信形式发至医院管理员手机上。填写完信息后再次核对无误后点击"下一步"。

6. 在"数据试填"界面将预先准备的变量数据逐一填写在界面内。

7. 提交并等待省级质控中心管理员审核。

8. 省级质控中心管理员审核通过后，系统会发送短信至医院管理员。

二、平台登录

（一）登录

在浏览器地址栏内输入并打开网址 http://cndnq.hqms.org.cn，点击右上角"登录平台"。在弹出的对话框内输入用户名和密码，用户名为病区 / 医院管理员的手机号码，初始密码为手机号码的最后六位数。

（二）修改密码

首次登录平台后请及时修改密码，可在"用户管理"—"医院管理员信息维护"中点击"账户密码"旁边的笔形符号，在弹出的界面中输入新密码，点击确定（图 4-2）。

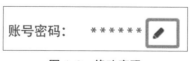

图 4-2　修改密码

（三）密码找回

如忘记登录密码，可在登录平台的对话框内点击"忘记密码"，在弹出的对话框内输入注册邮箱号，点击"获取验证码"。然后登录邮箱，将收到的验证码输入到界面中，单击确定。注意：验证码10分钟有效，超出时限需重新发送验证码。

三、用户管理

（一）医院管理员信息维护

当医院管理员信息发生更改时，可点击"用户管理"—"医院管理员信息维护"，在界面中点击"姓名""联系电话""绑定邮箱"旁边的笔形符号，逐项进行修改。注意：为保护账号安全，在修改电话和邮箱时均会向原手机号和原邮箱地址发送验证码，成功输入验证码后才能更改手机号和邮箱地址。更改手机号码后，用户名为新手机号，密码为原密码。

（二）科室维护

1.首次登录平台和医院病区发生改变时需要进行科室维护。

2.为了便于后期数据汇总和对比，科室维护是按"病区分类/病区一级分类/病区二级分类/病区"四层设置的。"病区分类"分为住院病区和非住院病区两大类。"病区一级分类"是按照学科分为内科、外科、妇产科、儿科、重症医学科、急诊医学科、五官科等；"病区二级分类"是在学科基础上按照收治疾病进行细分，如内科细分为呼吸内科、消化内科、心血管内科、神经内科、肾内科等；"病区"为医院设置的病区实际名称。

3.医院管理员按照本院科室架构设置，必须将医院所有住院病区和非住院病区名称维护到平台上。维护时按照病区具体性质逐个进行维护，选择相应的病区分类/病区一级分类/病区二级分类后点击"添加病区名称"录入病区名称，然后点击"保存"。注意：如果不在"科室维护"处添加病区名称信息，填报结果指标相关信息收集表时则无法点选"发生病区"。

4.如病区名称输入错误或发生改变时点击"编辑"，重新输入病区名称。

5.如因为医院调整，病区被撤销时，点击病区名称后的"删除"。如拟撤销的病区已开通单独上报数据的权限，需要先在"病区管理员信息"界面删除相对应的病区管理员信息，再在此页面删除病区（删除病区数据保留，但不能做修改）。

6.重症医学科指独立设置的收治危重患者的科室或病区，其人员管理和使用应当独立于其他科室或病区。如科室内设有监护病房，监护病房的护理人员使用无法独立区分开，按照普通病房来维护，否则后期数据逻辑检错时会因护患比、护理时数明显不达标而导致不能上报。如两个病区由同一批护理人员来护理，人力无法拆分，建议按照一个病区来维护，否则无法单独统计每个病区的患者床日数、责护数、病区护士上班小时数等数据。

（三）病区管理员信息

1.添加要求：①病区分类属于住院病区类别，才可以添加病区管理员信息。添加病区管理员信息，意味着要开通本病区单独填报数据任务。添加前请慎重，对确定要开通数据填报的病区，添加病区管理员信息；病区不计划单独上报数据，则不添加该病区管理员信息。②平台要求至少开通三个病区进行病区数据填报，如果医院有儿科病区，至少开通1个儿科病区，其他病区建议开通重症医学科（指独立设置的收治危重患者的科室或病区，其人员管理和使用应当独立于其他科室或病区）、神经外科或呼吸内科。如果医院没有相应的科室，或相应科室上报条件不成熟，可自行选择开通病区，但开通病区数量最少为3个。

2.添加时限：新增病区管理员的时限为每年第一季度即1月1日—3月31日，其他时间不允许新增病区管理员、开通病区单独填报数据任务。新增病区从4月1号起开始填报第一季度数据。

3.添加方法：点击"用户管理"—"病区管理员信息"，点击右上角"新建病区管理员"，在弹出的对话框内点击"目录"的下拉列表，选择需要开通的病区，然后逐项录入病区管理员的姓名、手机号和邮箱。注意：病区管理员和医院管理员不能是同一个人。

4.修改方法：既往已添加成功的病区管理员信息任意时间均可以修改维护。当病区管理员发生更改时，医院管理员可点击相应病区管理员条目的"编辑"，修改病区管理员信息。如果已添加病区管理员的病区名称信息需要修改，则需要在"用户管理"—"病区维护"中编辑修改。需要注意的是，如果已添加病区管理员的病区要更改病区二级分类或撤销，必须先删除病区管理员，然后在"用户管理"—"病区维护"中删除相应病区。

5.医院管理员点击病区管理员信息页面右上角的"导出"，可将病区管理员信息Excel表导出发送至医院管理员邮箱。

（四）省级质控中心管理员信息

医院管理员可以从"省级质控中心管理员信息"里查看省级质控中心管理员的姓名、电话和邮箱，有疑问时方便与省级质控中心管理员进行联系。

四、数据填报及审核

（一）护理专业质量指标

1. 数据填报流程（图 4-3）。

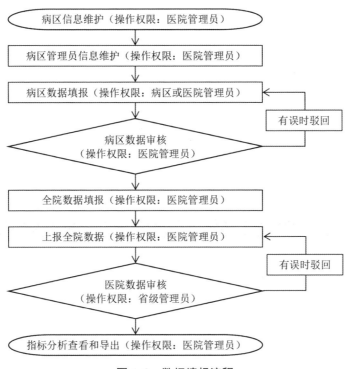

图 4-3　数据填报流程

2. 填报周期与时限。

护理专业质量指标数据以季度为填报周期，一年填报 4 次。每年第一季度数据填报的时限为 4 月 1 日—5 月 10 日；第二季度数据填报的时限为 7 月 1 日—8 月 10 日；第三季度数据填报的时限为 10 月 1 日—11 月 10 日；第四季度数据填报的时限为次年 1 月 1 日—2 月 10 日。

3. 数据准备。

（1）病区或医院管理员登录平台后可在"填报界面"下载本季度病区或全院填报模板、ICU 填报模板、结果指标相关信息收集表等 Excel 表模板。下载后可以将变量数据填写在 Excel 表中，在填报界面直接导入。

（2）各类填报模板只能在"变量值"列内填写数字，请勿改变模板格式，以免导入不成功。

（3）结果指标相关信息收集表中有部分数据为在下拉框中点选内容，不允许填写下拉框之外的内容，以免导入不成功。

4.数据填写。

（1）病区数据填写。

①数据填写入口：病区或医院管理员登入平台后，在"数据填报"模块选择当前季度需要填报数据的病区或全院条目的"开始填报"按钮，平台跳转至填报界面（图4-4）。

②数据填报方式：数据填报有两种方式，一种是手工在填报界面逐项填写变量数据。一种为点击右上角"导入数据"，选择预先填好变量数值的 Excel 表，点击"确定"，完成数据导入。

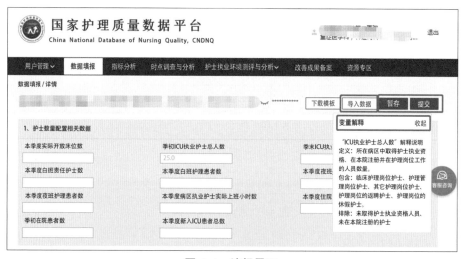

图 4-4　填报界面

③结果指标相关信息填写：当结果指标的分子变量数值不为 0 时，系统要求匹配相应数量的相关信息收集表。病区或管理员可以通过手工输入或 Excel 表导入两种方式填写相关信息收集表。

A. 手工输入：点击"+事件内容"，平台会弹出相关信息收集表填写页面，逐项填写相关信息，填写完毕后点击"确定"（图4-5）。如果同一类型的结果指标事件有 2 件及以上，填写完第一例后，可点击"确定并继续填写"，平台会保存第一例信息的同时弹出第二例事件填写界面（图 4-6）。注意：填写的相关信息收集表数量必须与填写的变量数量保持一致，否则不能提交病区变量数据。

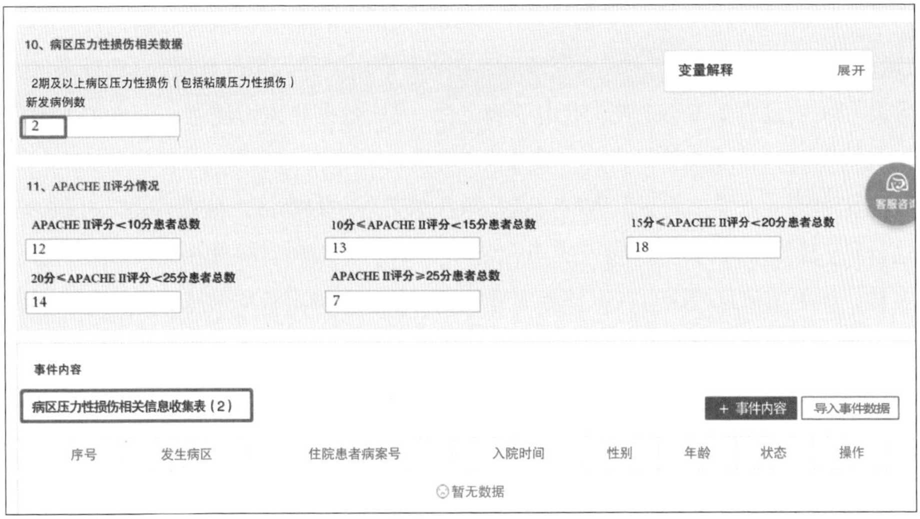

10、病区压力性损伤相关数据

2期及以上病区压力性损伤（包括粘膜压力性损伤）
新发病例数

变量解释   展开

2

11、APACHE II评分情况

APACHE II评分＜10分患者总数	10分≤APACHE II评分＜15分患者总数	15分≤APACHE II评分＜20分患者总数
12	13	18

20分≤APACHE II评分＜25分患者总数	APACHE II评分≥25分患者总数
14	7

事件内容

病区压力性损伤相关信息收集表（2）

＋ 事件内容   导入事件数据

序号	发生病区	住院患者病案号	入院时间	性别	年龄	状态	操作

◎暂无数据

图 4-5　填写信息

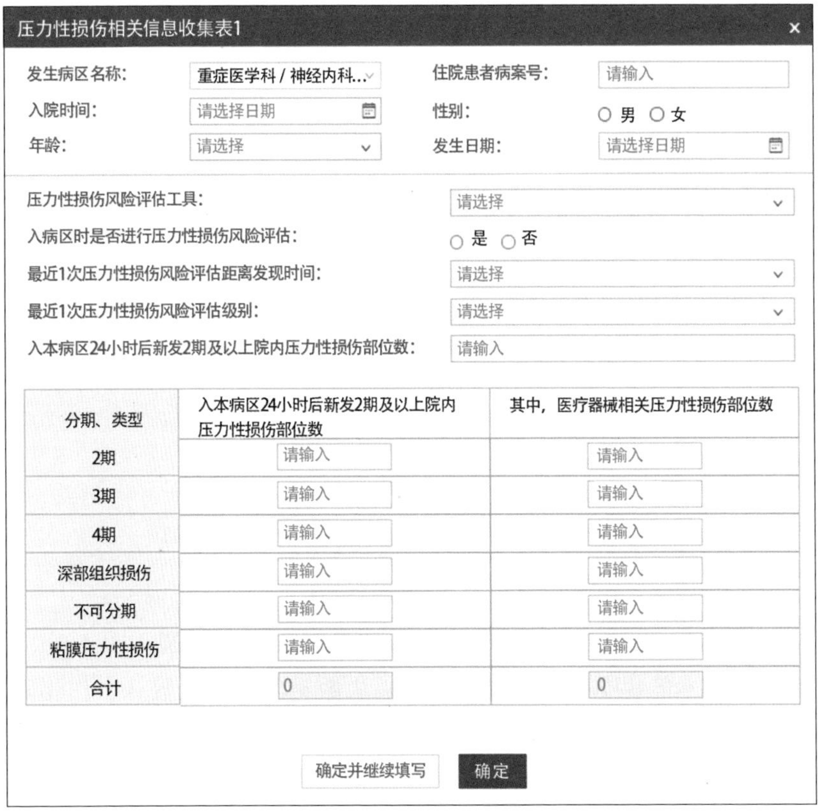

压力性损伤相关信息收集表1   ✕

发生病区名称：	重症医学科 / 神经内科...	住院患者病案号：	请输入
入院时间：	请选择日期 📅	性别：	○ 男 ○ 女
年龄：	请选择 ∨	发生日期：	请选择日期 📅

压力性损伤风险评估工具：   请选择 ∨

入病区时是否进行压力性损伤风险评估：   ○ 是 ○ 否

最近1次压力性损伤风险评估距离发现时间：   请选择 ∨

最近1次压力性损伤风险评估级别：   请选择 ∨

入本病区24小时后新发2期及以上院内压力性损伤部位数：   请输入

分期、类型	入本病区24小时后新发2期及以上院内压力性损伤部位数	其中，医疗器械相关压力性损伤部位数
2期	请输入	请输入
3期	请输入	请输入
4期	请输入	请输入
深部组织损伤	请输入	请输入
不可分期	请输入	请输入
粘膜压力性损伤	请输入	请输入
合计	0	0

确定并继续填写   **确定**

图 4-6　继续填写界面

B.Excel 表导入：在"资源专区"下载相关信息收集表模板至电脑，打开相应 Excel 表，逐项录入信息。录入完毕后，在平台点击"导入事件数据"，选择录入内容的相关信息收集 Excel 表，点击"确定"，完成数据导入。注意：录入"发生病区名称"时，必须按照"病区一级分类／病区二级分类／病区"三级分类录入，并且名称和平台上维护的平区名称完全一致。如普外一科病区，应录入为"外科／普通外科／普外一科病区"。导入成功后点击"审核"，对所有事件相关内容逐一进行审核。如单项信息错误可在审核界面直接进行修改，确定各项信息无误后点击"确定"。如信息收集表填写完全错误或重复录入，可点击"删除"，删除整个事件。

④填写完毕或数据导入成功后，逐项查看数据，确保填写无误后点击"提交"。提交后数据方可传至医院管理员审核界面。

⑤如果数据未能一次性填写完毕，可点击"暂存"，填写的数据会被暂存在数据平台，下次登录时还能看到，但是未提交至医院管理员，医院管理员无法审核。

⑥在填写过程中如果对某个变量的定义不清楚时，可将鼠标定位到相关变量上，填报界面右侧的"变量解释"会自动弹出此变量的解释说明。

⑦平台设有逻辑检错，分为两种情况，异常提醒和强制规则不能提交。

A.异常提醒：系统用黄色字体发出异常提醒（图 4-7）。常见引起异常提醒的错误有：全院床护比＜ 0.3 或≥ 1.5；床护比、护患比、每住院患者 24 小时平均护理时数，其指标值与上个季度指标值相差≥ 50%；ICU 每住院 24 小时平均护理时数＜ 1 或≥ 20；每住院 24 小时平均护理时数＜ 1 或≥ 6；变量填报的数值与上个季度变量值相差≥ 80% 等。出现异常提醒时，管理员务必重新核实数据，确保无误后才能提交数据。

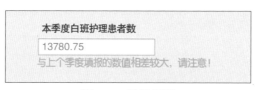

图 4-7　异常提醒

B.强制规则不能提交：系统用红色字体发出异常提醒（图 4-8）。常见引起强制规则不能提交的错误有：职称总人数≠学历总人数≠工作年限总人数≠执业护士总人数；职称层面离职总人数≠学历层面离职总人数≠工作年限层面离职总人数；跌倒发生例次数≤跌倒伤害总例次数；跌倒伤害总例次数≠跌倒伤害严重度 1 级例次数 + 跌倒伤害严重度 2 级例次数 + 跌倒伤害严重度 3 级例次数＋跌倒死亡例数；有创机械通气日数＞气管导管留置总日数；各类管路留置，当留置日数为 0 时，拔管例数或感染例数＞0；变量填报的数值与上个季度变量值相差≥95% 等。出现强制规则时，系统不允许提交，说明填写数据有误，管理员必须认真核实相关数据，修改无误后重新提交。

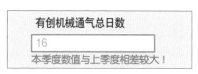

图 4-8　强制规则不能提交

⑧变量数据填写无误后，病区管理员点击"提交"，平台会弹出"指标数据预览"界面，管理员可在此浏览本季度和上季度护理质量指标数值。管理员需认真核对每项指标数值是否符合病区实际情况，和上季度比对有无明显差异。如数值无问题，点击"确认提交"（图 4-9）。如季度之间的数值变化较大，点击"取消提交"，重新核实相关变量，修改后再次点击"提交"。

指标数据预览			✕
编号	指标	2019年3季度	2019年4季度
1	ICU 床护比（1:X）	2.5	2.55
2	白班平均护患比（1:X）	1.398	16.318
3	夜班平均护患比（1:X）	3.804	3.857
4	平均每天护患比（1:X）	2.197	11.753
5	每住院患者24小时平均护理时数	10.302	9.523
6	主管护师及以上护士占比（%）	36	35.294
6-1	护士（初级）占比（%）	10	7.843
6-2	护师占比（%）	54	56.863
6-3	主管护师占比（%）	36	35.294
6-4	副主任护师占比（%）	0	0
6-5	主任护师占比（%）	0	0
7	本科及以上护士占比（%）	88	88.235
7-1	中专护士占比（%）	0	0
7-2	大专护士占比（%）	12	11.765

提示：数据提交到医院后，病区无法修改

取消提交　确认提交

图 4-9　数据提交

⑨确认提交后，数据上传至医院管理员处，不能再进行修改。如病区管理员发现数据有误，可联系医院管理员。医院管理员既可以直接修改数据，也可退回至病区管理员，病区管理员进行修改。

（2）全院数据填写。

①所有病区管理员全部填写完毕并提交后，医院管理员方能填写全院整体数据。提醒：即使所有病区均开通病区数据单独上报权限，医院管理员仍需填报全院数据，因为护理人力资源相关数据除住院病区外还包括门诊、急诊、手术室等科室。注意：全院数据包含单独进行上报的病区数据。

A.医院管理员在"数据填报"中选择全院条目中的"开始填报"，平台跳转至填报界面。

B.变量数据和结果指标相关信息收集表具体填写方式和步骤同病区管理员填写步骤相同。

C.病区管理员填写过的结果指标相关信息收集表自动生成在全院界面，医院管理员无须重复录入。

②平台对全院数据会进行逻辑检错，包括异常提醒和强制规则不能提交，除病区数据检错规则外，强制规则不能提交中增加一条：执业护士总人数≤病区执业护士总人数。

③变量数据填写无误后，医院管理员点击"保存"，平台会弹出"指标数据预览"界面，管理员可在此浏览本季度和上季度护理质量指标数值。管理员需认真核对每项指标数值是否符合病区实际情况，和上季度比对有无明显差异。如数值无问题，点击"确认提交"。注意：提交后数据保存在平台上，但尚未传到省级和国家管理员处，必须在"上报数据审核"页面完成数据审核后点击"上报国家平台"，数据才能被省级质控中心管理员审核。

5.数据审核。

（1）病区数据审核。

医院管理员有义务与责任对病区管理员上报的数据进行审核。

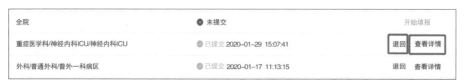

图 4-10　查看详情

①医院管理员在"数据填报"界面，逐个点击病区后"查看详情"查看每个病区变量数据（图4-10）。

②对系统提示有异常的变量要特别注意，与病区管理员进行核实。核实后若数据无误点击"取消"，取消异常标记（图4-11）。

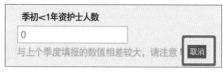

图 4-11　取消异常标记

③若数据有误，医院管理员可以直接进行修改，修改后点击"保存修改"即可（图4-12）。或者在"数据填报"界面点击"退回"，返给病区管理员进行修改。

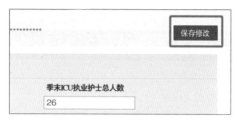

图 4-12　保存修改

（2）全院数据审核。

医院管理员在"数据审核"—"上报数据审核"界面对全院数据进行再次审核（图4-13）。

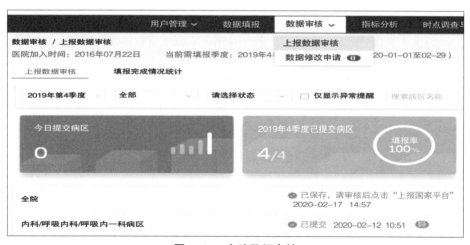

图 4-13　全院数据审核

①对提示异常的全院数据点击"查看详情"进行核实，若数据无误点击"取消"，取消异常标记（图4-14）。若数据有误，医院管理员可以直接进行修改，修改后点击"保存修改"。

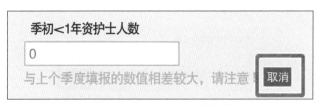

图4-14 取消全院数据中的异常标记

②确定填报数据无误后在"上报数据审核"页面点击"上报国家平台"（图4-15）。

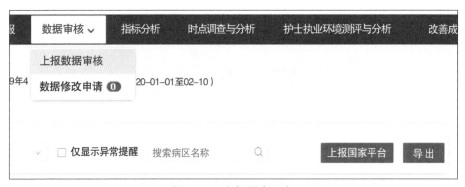

图4-15 上报国家平台

6. 数据修改。

（1）未点击"上报国家平台"按钮之前，医院可自行修改病区和全院数据。一旦提交至国家平台，数据就不能自行修改。

（2）数据上报国家平台后，医院管理员如发现数据错误，需在"数据审核"—"数据修改申请"中在线提交数据修改申请（图4-16）。在修改界面勾选错误数据的变量，填写正确数值，并注明错误理由，提交（图4-17）。同时电话联系省级质控中心管理员审核处理修改的数据。

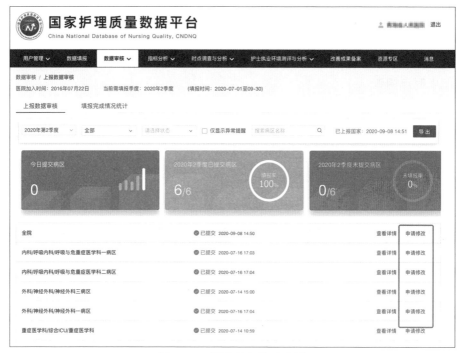

图 4-16 提交数据修改申请

内科 / 呼吸内科 / 呼吸内科病房 ∨   变量数据   ∨

1、护士数量配置相关数据

☐ 本季度实际开放床位数   ☐ 季初病区执业护士总人数

32   22

☑ 本季度白班责任护士数   ☑ 本季度白班护理患者数

540   请输入修改后的值   4050   请输入修改后的值

☐ 本季度夜班护理患者数   ☐ 本季度病区执业护士实际上班小时数

8000   10062

图 4-17 修改数据

（3）数据上报国家平台后，省级质控中心管理员会对医院数据进行审核，在审核过程中如果发现明显错误时，省级质控中心管理员会退回数据并通知医院管理员。医院管理员收到通知后请及时复核数据，修改后重新提交，在"数据审核"—"上报数据审核"界面点击"上报国家平台"。提醒：未在上报时限内再次上报数据，会被平台视为"未按时提交数据"，从而冻结账户。

（4）数据修改申请提交时限：第一季度：4月1日—5月30日，第二季度：7月1日—8月30日，第三季度：10月1日—11月30日，第四季度：1月1日—2月28日。超出时限后无法再进行修改。

（二）时点调查

1. 开启时点调查。

（1）平台每年开展一次时点调查，调查内容为某时点的护患比、2期及以上压力性损伤现患率、约束率和护理管理人员信息。

（2）具体调查时间点每年不同，平台在调查前会给每位医院管理员发短信息和邮件通知（图4-18）。

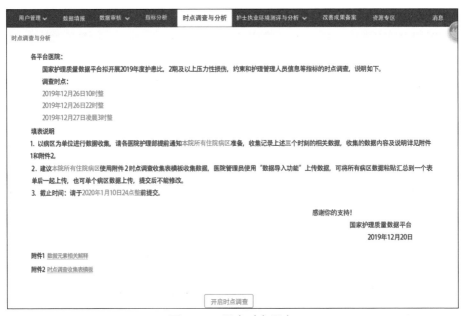

图 4-18　开启时点调查

（3）医院管理员认真阅读时点调查说明，下载《数据元素相关解释》和本院《时点调查导入模板》（此"模板"由系统根据医院维护的病区信息生成，不同医院的病区信息不同）。下载完成后再点击"开启时点调查"，进入时点调查填报界面（图4-19）。

2. 时点调查数据填报。

（1）时点调查的内容包括两大部分，第一部分是护理人力资源数据，以时点调查当日的实际情况为准；第二部分为指定时间节点（一般为调查当日10时、

22 时和次日凌晨 3 时）数据，包括床位数、患者数、责护数、压伤患者数和使用约束患者数（附录-18）。

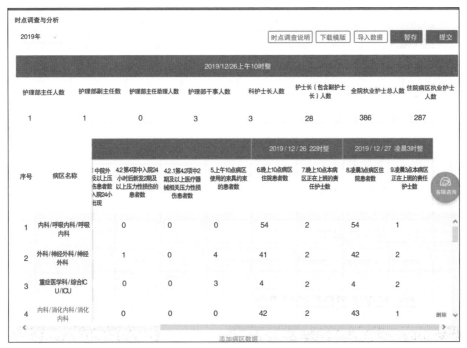

图 4-19　时点调查填报界面

（2）时点调查第一部分内容护理人力资源数据为医院层面数据，由医院管理员填写。时点调查的第二部分数据涵盖全院所有住院病区。开放病区管理员的科室可由病区管理员直接填报，未开放病区管理员的科室时点调查数据由医院管理员进行数据收集与导入。医院管理员也可以线下收集汇总全院所有住院病区时点调查数据，统一导入。

（3）导入模板在录入过程中，请勿修改病区名称，表格中不能有空格，录入的必须是数值格式，否则会导致附件导入不成功（图 4-20、图 4-21）。

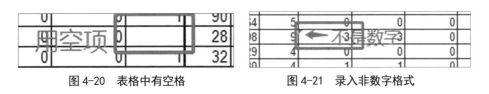

图 4-20　表格中有空格　　　　图 4-21　录入非数字格式

（4）关于收集变量的解释详见《数据元素相关解释》，或者查看填报界面右上角的"时点调查说明"。

（5）平台住院病区是根据医院管理员在"用户管理"—"病区维护"中的信息自动生成的，如果某病区在调查时刻处于关闭状态，可在平台点击该病区"删除"或者删除导入模板中该病区所在行。

（6）数据录入或导入成功后，点击"暂存"，医院管理员还可以修改数据。点击"提交"，数据上传到国家，医院管理员如想修改，需联系省级质控中心管理员，由省级质控中心管理员驳回后，方可修改。

3.时点调查数据导出。

（1）数据提交后，医院管理员可点击"导出数据"，时点调查数据会以邮件的形式发送到医院管理员邮箱内。

（2）建议医院管理员将时点调查数据与平台上报数据进行比较，如差异过大，追溯收集过程中有无漏洞。

（三）护士执业环境测评

1.开启护士执业环境测评（图 4-22）

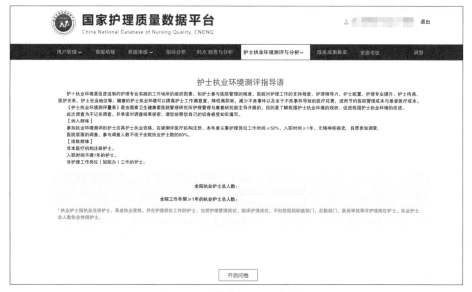

图 4-22　护士执业环境测评

（1）平台每年开展一次护士执业环境测评。

（2）具体测评时间每年不同，平台在开启测评前给每位医院管理员发短信息和邮件通知。

（3）医院管理员认真阅读《护士执业环境测评指导语》，明确测评对象的纳入和排除标准。然后统计"全院执业护士总人数"和"全院工作年限≥1年的执业护士总人数"，填写在开启界面，点击"开启问卷"。注意：请正确统计并填写"全院执业护士总人数"和"全院工作年限≥1年的执业护士总人数"，一旦错误医院管理员无法修改，需联系平台管理员进行修改。

2. 组织全院护士填写《护士执业环境测评问卷》

（1）医院管理员将护士执业环境测评二维码发送给本院护士，护士请用微信识别二维码打开问卷，如实填写（图4-23）。

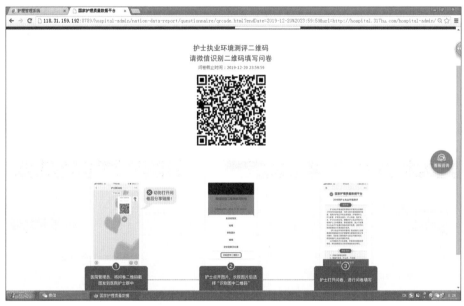

图4-23　护士执业环境测评二维码

（2）一个微信号只能填写一份问卷。

（3）《护士执业环境测评量表》中如果所有选项打的分数全部一样（包括全部100分）会被平台评为无效问卷，请护士务必按照真实情况和感受如实填写。

（4）每个医院的二维码都是唯一的，医院管理员提醒本院护士二维码请勿外传。

（5）填报率需达到60%以上，才能打开测评结果分析，医院管理员要组织本院护士积极参与测评。

五、数据分析

平台在数据分析模块可以进行多维度组合分析，病区或医院管理员根据需要，自行选择不同的医院所有制形式、医院隶属关系、医院类型、医院临床教学基地类型、医院定等、医院定级、医院床位数和数据采集范围，来确定比较对象，同时平台提供本省和全国中符合比较条件医院数量、最小值、10% 分位数、25% 分位数、50% 分位数、75% 分位数、90% 分位数、最大值，便于管理员了解本医院在行业内所处水平。

（一）护理专业质量指标数据分析

1. 指标分析。

（1）病区总览：在"指标分析"—"病区总览"界面，通过选择科室、年度、季度、指标名称，查看不同科室、不同季度、不同质量指标数据。点击"导出"，平台会将相应的数据以邮件的形式发送到管理员邮箱（图 4-24）。点击"季度报告"，平台会将该病区季度报告发送到病区管理员邮箱，季度报告默认筛选医院对比类型为：全国、同级别、同医院类型。对比类型不能修改。

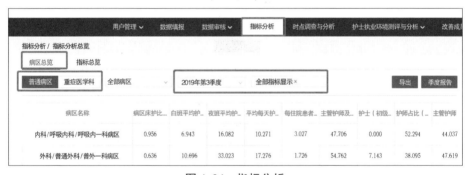

图 4-24　指标分析

（2）指标总览。

①在"指标分析"—"指标总览"界面，查看医院整体护理质量指标数值。点击"导出"，平台会将相应的数据以邮件的形式发送到医院管理员邮箱。点击"季度报告"，平台将会该病区季度报告发送到病区管理员邮箱，季度报告默认筛选医院对比类型为：全国、同级别、同医院类型，对比类型不能修改。

②在"指标总览"界面中选中"本省"，下面列表中显示的"中位数、上下四分位数、同类型医院个数"则为本省的"中位数、上下四分位数、同类型医院个数"（图 4-25）。

编号	指标	本院指标值	中位数	上四分位数	下四分位数	同类型医院个数	操作
1	医院床护比（1:X）	0.767	0.616	0.723	0.526	68	
2	住院病区床护比（1:X）	0.630	0.451	0.524	0.375	68	查看图表
3	白班平均护患比（1:X）	9.368	9.496	8.018	11.079	68	查看图表
4	夜班平均护患比（1:X）	28.376	18.502	15.693	24.039	68	查看图表
5	平均每天护患比（1:X）	15.101	13.364	11.108	15.263	68	查看图表

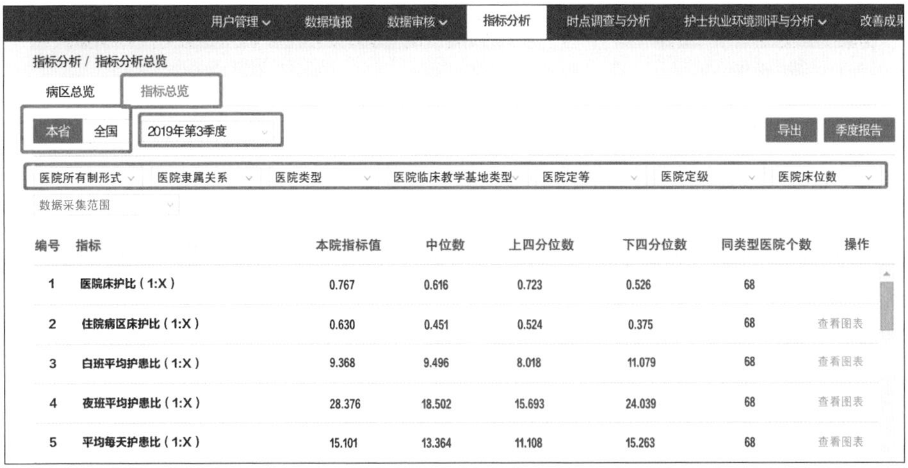

图 4-25　指标总览

③在“指标总览”界面中选中“全国”，下面列表中显示的“中位数、上下四分位数、同类型医院个数”则为全国的“中位数、上下四分位数、同类型医院个数”。

④本省和全国的数据必须等到数据修改结束以后才能查看，第 1 季度数据为 6 月 1 日以后查看，第 2 季度为 9 月 1 日以后查看，第 3 季度为 12 月 1 日以后查看，第 4 季度为次年 3 月 1 日以后查看。医院如未按时提交数据，则未提交数据的季度不能查看本省和全国数据。

⑤在“指标总览”界面点击每个指标数据末尾的“查看图表”，页面可自动跳转至各项指标分析详情，管理员根据需要自行选择不同的医院所有制形式、医院隶属关系、医院类型、医院临床教学基地类型、医院定等、医院定级、医院床位数和数据采集范围确定比较对象，了解最近八个季度本院在行业内所处水平。在此页面点击“导出”，可选择导出变量数据或指标数据，其中变量数据为管理员填报的原始数据，指标数据为利用公式计算出的指标值数据。

⑥平台提供的图表中包含着本省或全国的 10% 分位数、25% 分位数、50% 分位数、75% 分位数、90% 分位数，管理员可根据需要进行选择合适的分位数，并下载保存。

2. 结果指标相关信息分析。

（1）管理员在“结果指标相关信息分析”界面可查看某季度或某年度不同具体病区或病区二级分类结果指标相关事件具体发生例数（图 4-26）。

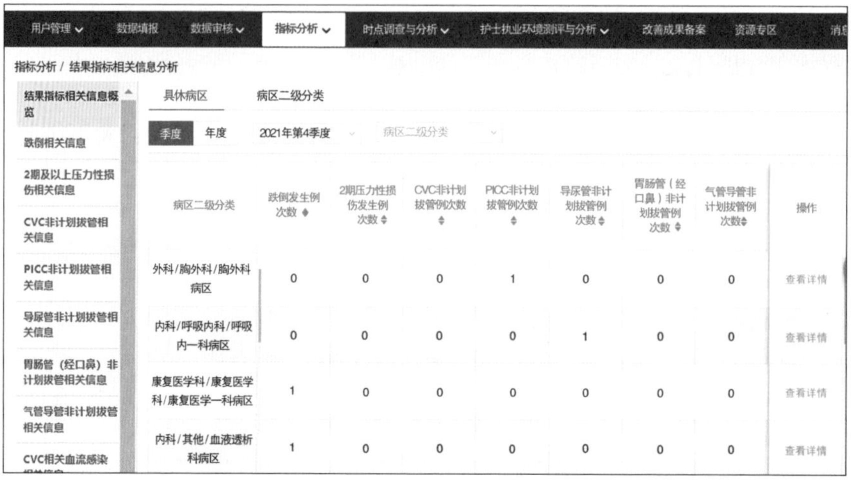

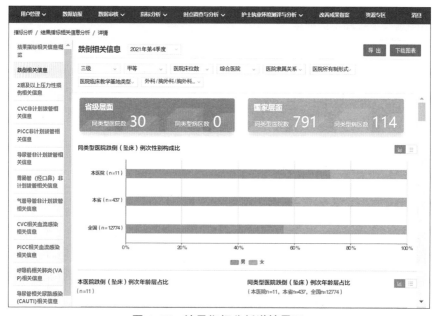

图 4-26　结果指标相关信息分析

（2）管理员在"结果指标相关信息分析"界面点击"查看详情"，可跳转至不同结果指标分析详情界面。在此页面管理员可以查看本院、本省和全国某个结果指标相关信息的对比，如性别构成比、发生时间占比、地点构成比等。管理员可点击"导出"或"下载图表"，将相关对比数据导出或将某个图表下载至电脑（图 4-27）。

图 4-27　结果指标分析详情界面

（二）时点调查数据分析

医院管理员在"时点调查与分析"—"时点调查数据分析"里查看本院、本省和全国时点调查相关数据，管理员根据需要自行选择不同的医院所有制形式、医院隶属关系、医院类型、医院临床教学基地类型、医院定等、医院定级、医院床位数和数据采集范围确定比较对象（图4-28）。

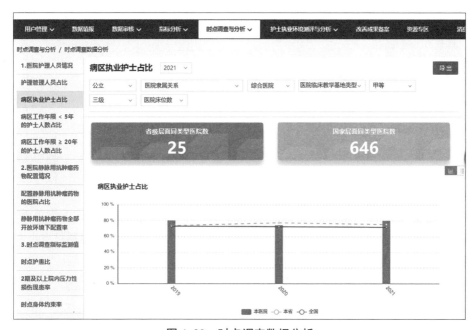

图4-28　时点调查数据分析

（三）护士执业环境测评与分析

1.点击"护士执业环境测评与分析"—"数据分析"，可分别查看填写问卷护士的一般情况、量表各条目得分和医院护士执业环境得分，并实现数据导出（图4-29）。

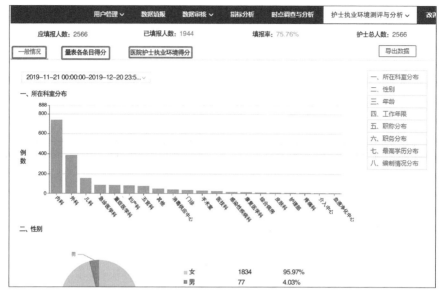

图 4-29　护士执业环境测评与分析

2. "一般情况"是指填写问卷护士所在科室分布、性别、年龄、工作年限、职称分布、职务分布、最高学历分布、编制情况分布。医院管理员可通过点击右侧的情况列表直接跳转至相关情况的构成比。

3. "量表各条目得分"是指每个问题得分的最大值、最小值、标准差、均值、全省平均值、全国平均值。

4. "医院护士执业环境得分"是指整个问卷医院总体的最大值、最小值、标准差、均值、全省平均值、全国平均值。

5. 点击右上角"导出数据"，全院每个护士具体答题分值 Excel 表会以邮件的形式发送到医院管理员邮箱。

六、账户冻结与解冻

（一）账户冻结

平台注册医院若未按时完成指标数据填报工作，医院账户将自动冻结。医院在冻结期间，无法登录平台查看本院、本省或全国数据，解冻后无须补报冻结期间的数据，但也无法查看冻结期间本省或全国的数据（图 4-30）。

（二）账户解冻

解冻流程：医院在线申请解冻—致电省级质控中心管理员—省级质控中心管理员收到解冻申请—审核处理—同意解冻—操作完成解冻。

解冻条件：医院应分析冻结原因并制定改进措施，省级质控中心审核把关。连续两次未按时完成指标数据填报工作的医院，当年不允许解冻。

解冻规则：1月1日—3月31日完成解冻，医院4月1日—5月10日填报第1季度数据；4月1日—6月30日完成解冻，医院7月1日—8月10日填报第2季度数据；7月1日—9月30日完成解冻，医院10月1日—11月10日填报第3季度数据；10月1日—12月31日完成解冻，医院次年1月1日—2月10日填报第4季度数据。

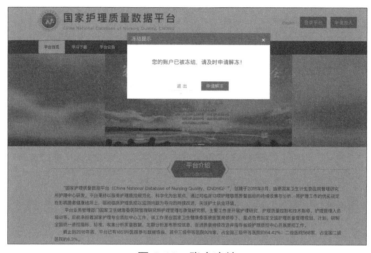

图 4-30　账户冻结

七、成果备案

（一）备案要求

如医院利用平台中的数据进行护理质量改善并取得成果，包括不限于文章、报告、会议交流等，需注明数据来源，并在此页面填写成果相关信息进行备案。

（二）备案步骤

点击"改善成果备案"—"填写成果"，在弹出的对话框内逐项填写项目名称、成果形式、发表期刊/会议名称、发布时间，点击"确定"即可（图4-31）。

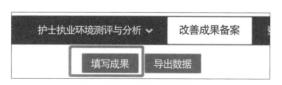

图 4-31　改善成果备案

第二节　省级质控中心管理员用户界面操作方法

一、用户管理

（一）省级质控中心管理员信息维护

省级质控中心管理员信息包括省级质控中心管理员姓名、联系电话、绑定邮箱、固定电话、账户密码等。如发生信息更改，可在此页面进行修改，点击相应信息旁边的笔形图标，在弹出的对话框中进行修改。

（二）用户申请审核

（1）申请加入审核：辖区内医院申请加入平台时，医院申请会推送至省级质控中心，省级质控中心管理员在用户管理模块点击"用户申请审核"，在"申请加入审核"查看申请医院具体信息，核实信息的准确性并根据实际情况综合考虑处理，点击"同意"或"不同意"，请在当年完成审核操作。

（2）申请解冻审核：辖区内医院申请账户解冻时，省级质控中心管理员可在"用户申请审核"，点击"申请解冻审核"，查看被冻结医院的冻结时间、申请解冻时间、申请冻结理由等进行处理。

（3）医院信息修改审核：辖区内医院申请医院信息修改时，省级质控中心管理员可在"用户申请审核"，点击"医院信息修改审核"，查看并处理。

（三）辖区医院及管理员信息

辖区医院及管理员信息包括医院基本信息、医院管理员及病区管理员的姓名、联系方式、登录次数、上次登录时间、冻结次数等。

省级质控中心管理员应做好辖区医院信息真实性的审核与把关，可以在此页面查看、管理或导出辖区医院及管理员信息。如医院信息有误，省级质控中心管理员有更改权限：点击医院条目后面的"查看"，页面显示医院的详细信息，点击右上角"编辑"，进入修改界面，修改具体信息，修改完毕后点击"保存"。

省级质控中心管理员有冻结与解冻辖区医院的权限：省级质控中心管理员如需要冻结或解冻某医院时，点击医院信息后面的"冻结"或"解冻"按钮。解冻条件：医院应分析冻结原因并制定改进措施，省级质控中心审核把关。连续两次未按时完成指标数据填报工作的医院，当年不允许解冻。解冻规则：1 月 1 日—3 月 31 日完成解冻，医院 4 月 1 日—5 月 10 日填报第一季度数据；4 月 1 日—6 月 30 日完成解冻，医院 7 月 1 日—8 月 10 日填报第二季度数据；7 月 1 日—

9月30日完成解冻，医院10月1日—11月10日填报第三季度数据；10月1日—12月31日完成解冻，医院次年1月1日—2月10日填报第四季度数据。

（四）用户管理统计

省级质控中心管理员在此页面可以查看或导出不同年度和季度平台注册医院冻结数目、区域分布、平台注册医院数量和病区统计。

二、数据审核

（一）上报数据审核

1.审核医院填报率：省级质控中心管理员可在"上报数据审核"页面查看、掌握辖区医院数据提交完成情况，及时跟进提醒，确保医院填报率。

2.审核医院数据质量：医院数据提交至国家平台后，省级质控中心管理员应对医院数据进行审核，在审核过程中如果发现明显错误时，省级质控中心管理员可以通过短信、电话和/或邮件向医院管理员沟通具体情况，在"上报数据审核"页面退回相应医院的数据，同时提醒医院管理员收到通知后及时复核数据，修改后重新提交，如医院未在上报时限内再次上报数据，会被平台视为"未按时提交数据"，从而冻结账户。

（二）数据修改申请审核

医院数据提交至国家平台后，如医院管理员自行发现数据错误，在线提交数据修改申请，系统将推送至省级质控中心管理员账号，请及时在"数据修改审核"页面处理。

三、管理要求

省级质控中心管理员对平台内辖区医院进行数据填报管理与监督，每季度对辖区内医院数据填报率、数据质量、数据分析结果进行总结并反馈给相关医院；每年编写辖区护理质量报告，指引辖区医院质量改进与提升。

附 录

附录-1 跌倒（坠床）相关信息收集表

1. 发生病区名称（与护理部病区信息维护名称一致）：（　　　　　　）

2. 住院患者病案号：

3. 入院时间：　　年　月　日

4. 性别：□男　□女

5. 年龄：□新生儿　□ 1 ～ 6 月龄　□ 7 ～ 12 月龄　□ 1 ～ 6 岁

　　　　□ 7 ～ 12 岁　□ 13 ～ 18 岁　□ 19 ～ 64 岁　□ 65 岁及以上

6. 该患者本次住院跌倒（坠床）第次：□第 1 次　□第 2 次　□第 3 次　□＞ 3 次

7. 发生日期：　　年　月　日

8. 发生时间：　　时　分（24 小时制）

9. 发生地点：□病区内　□病区外（院区内）

10. 跌倒（坠床）前患者活动能力：□活动自如　□卧床不起　□需要手杖辅具

　　□需要轮椅辅具　□需要助行器辅具　□需要假肢辅具

11. 跌倒（坠床）发生于何项活动过程：□躺卧病床　□上下病床　□坐床旁椅

　　□如厕　□沐浴时　□站立　□行走时　□上下平车　□坐轮椅　□上下诊床

　　□使用电梯时　□从事康复活动时　□其他

12. 跌倒（坠床）伤害级别：□跌倒无伤害（0 级）　□轻度伤害（1 级）

　　　　　　　　　　　　　□中度伤害（2 级）　□重度伤害（3 级）　□死亡

13. 跌倒（坠床）前有无跌倒（坠床）风险评估：□有　□无（若选无，跳过 14、

　　15、16 项）

14. 跌倒（坠床）风险评估工具：

　　□ Morse 跌倒（坠床）风险评估量表

　　□约翰霍普金斯跌倒（坠床）风险评估量表

　　□改良版 Humpty Dumpty 儿童跌倒（坠床）风险量表

　　□托马斯跌倒（坠床）风险评估工具

　　□ Hendrich 跌倒（坠床）风险评估表

　　□其他

15. 跌倒（坠床）前跌倒风险评估级别：□高危　□非高危

16. 最近 1 次跌倒（坠床）风险评估距离跌倒（坠床）发生时间：□小于 24 小时
    □1 天 □2 天 □3 天 □4 天 □5 天 □6 天 □1 周 □1 周前 □不确定

17. 跌倒（坠床）时有无约束： □是 □否

18. 跌倒（坠床）发生时当班责任护士工作年限：□＜1 年 □1≤y＜2 年
    □2≤y＜5 年 □5≤y＜10 年 □10≤y＜20 年 □≥20 年

19. 跌倒（坠床）发生时在岗责任护士人数：   人（只能填整数）

20. 跌倒（坠床）发生时病区在院患者数：   人（只能填整数）

附录-2 新发 2 期及以上院内压力性损伤相关信息收集表

1. 发生病区名称（与护理部病区信息维护名称一致）:(   )

2. 住院患者病案号：

3. 入院时间：   年 月 日

4. 性别：□男 □女

5. 年龄：□新生儿 □1～6 月龄 □7～12 月龄 □1～6 岁
        □7～12 岁 □13～18 岁 □19～64 岁 □65 岁及以上

6. 发生日期：   年 月 日

7. 压力性损伤风险评估工具：□ Braden 评分表 □ Norton 评分表 □ Waterlow 评分表
                    □ Braden-Q 评分表 □其他 □未评估

8. 入病区时是否进行压力性损伤风险评估：□是 □否（选择否，跳过 9）

9. 入病区时压力性损伤风险评估级别：□低危 □中危 □高危 □极高危

10. 最近 1 次压力性损伤风险评估距离发现时间：
    □小于 24 小时 □1 天 □2 天 □3 天 □4 天 □5 天 □6 天 □1 周
    □1 周前 □不确定 □未评估（选择未评估，跳过 11）

11. 最近 1 次压力性损伤风险评估级别：□低危 □中危 □高危 □极高危

12. 入本病区 24 小时后新发 2 期及以上院内压力性损伤部位数：＿＿＿＿＿

分期、类型	入本病区 24 小时后新发 2 期及以上院内压力性损伤部位数	其中，医疗器械相关压力性损伤部位数
2 期		
3 期		
4 期		
深部组织损伤		
不可分期		
黏膜压力性损伤		
合计	（此数应与 12 题结果相等）	（此数应小于或等于 12 题结果）

附录-3　气管导管非计划拔管相关信息收集表

1. 发生病区名称（与护理部病区信息维护名称一致）:（　　　　　　　）

2. 住院患者病案号:

3. 入院时间:　　年　月　日

4. 性别: □男　□女

5. 年龄: □新生儿　　□1～6月龄　□7～12月龄　□1～6岁
　　　　　□7～12岁　□13～18岁　□19～64岁　　□65岁及以上

6. 该患者本次住院非计划拔管第次数: □第1次　□第2次　□第3次　□>3次

7. 发生日期:　　年　月　日

8. 发生时间:　　时　分（24小时制）

9. 发生地点: □病区内　□病区外（院区内）

10. 导管名称:（单选）□气管插管　□气管切开导管

11. 非计划拔管主要原因: □患者自拔　□管路滑脱　□阻塞　□感染
　　　　　　　　　　　　　□管路损坏　□其他

12. 是否24小时内重置: □是　□否

13. 非计划拔管时有无约束: □是　□否

14. 非计划拔管时患者状态: □卧床时　□翻身时　□过床时　□转运时
　　　　　　　　　　　　　□检查时　□其他

15. 非计划拔管时患者神志: □清醒　□不清醒

16. 非计划拔管时患者是否镇静: □是　□否　□不知道

17. 非计划拔管时患者镇静评分工具:

　　□ RASS（Richmond 躁动-镇静评分）

　　□ SAS（镇静-躁动评分）

　　□其他量表（跳过18）

　　□未评估（跳过18）

18. 非计划拔管时患者镇静评分:____分

19. 非计划拔管发生时当班责任护士工作年限: □<1年　□1≤y<2年
　　　　　　　　□2≤y<5年　□5≤y<10年　□10≤y<20年　□≥20年

20. 非计划拔管发生时在岗责任护士人数:____人（只能填整数）

21. 非计划拔管发生时病区在院患者数:____人（只能填整数）

附录-4 胃肠管（经口、经鼻）非计划拔管相关信息收集表

1. 发生病区名称（与护理部病区信息维护名称一致）:（　　　　）

2. 住院患者病案号:

3. 入院时间:　　年　月　日

4. 性别:□男　□女

5. 年龄:□新生儿　　□1～6月龄　□7～12月龄　□1～6岁
　　　　□7～12岁　□13～18岁　□19～64岁　　□65岁及以上

6. 该患者本次住院非计划拔管第次数:□第1次　□第2次　□第3次　□>3次

7. 发生日期:　　年　月　日

8. 发生时间:　　时　分（24小时制）

9. 发生地点:□病区内　□病区外（院区内）

10. 非计划拔管主要原因:□患者自拔　□管路滑脱　□阻塞　□感染
　　　　　　　　　　　　□管路损坏　□其他

11. 是否重置:□是　□否

12. 非计划拔管时有无约束:□是　□否

13. 非计划拔管时患者状态:□卧床时　□翻身时　□过床时　□转运时
　　　　　　　　　　　　□检查时　□其他

14. 非计划拔管时患者神志:□清醒　□不清醒

15. 非计划拔管时患者是否镇静:□是　□否　□不知道

16. 非计划拔管时患者镇静评分工具:

　　□RASS（Richmond躁动-镇静评分）

　　□SAS（镇静-躁动评分）

　　□其他量表（跳过17）

　　□未评估（跳过17）

17. 非计划拔管时患者镇静评分:____分

18. 非计划拔管发生时当班责任护士工作年限:□<1年　□1≤y<2年
　　　　　　　　　□2≤y<5年　□5≤y<10年　□10≤y<20年　□≥20年

19. 非计划拔管发生时在岗责任护士人数:____人（只能填整数）
　　　非计划拔管发生时病区在院患者数:____人（只能填整数）

附录-5　导尿管非计划拔管相关信息收集表

1. 发生病区名称（与护理部病区信息维护名称一致）:（　　　　　）

2. 住院患者病案号:

3. 入院时间:　　年　月　日

4. 性别:□男　□女

5. 年龄:□新生儿　　□1～6月龄　　□7～12月龄　　□1～6岁

　　　　□7～12岁　　□13～18岁　　□19～64岁　　□65岁及以上

6. 该患者本次住院非计划拔管第次数:□第1次　□第2次　　□第3次　□＞3次

7. 发生日期:　　年　月　日

8. 发生时间:　　　时　分（24小时制）

9. 发生地点:□病区内　　□病区外（院区内）

10. 非计划拔管主要原因:□患者自拔　□管路滑脱　□阻塞　□感染

　　　　　　　　　　　　□管路损坏　□其他

11. 是否重置:□是　□否

12. 非计划拔管时有无约束:□是　□否

13. 非计划拔管时患者状态:□卧床时　□翻身时　□过床时　□转运时

　　　　　　　　　　　　　□检查时　□其他

14. 非计划拔管时患者神志:□清醒　□不清醒

15. 非计划拔管时患者是否镇静:□是　□否　□不知道

16. 非计划拔管时患者镇静评分工具:

　　□RASS（Richmond躁动-镇静评分）

　　□SAS（镇静-躁动评分）

　　□其他量表（跳过17）

　　□未评估（跳过17）

17. 非计划拔管时患者镇静评分:＿＿＿分

18. 非计划拔管发生时当班责任护士工作年限:□＜1年　□1≤y＜2年

　　　□2≤y＜5年　□5≤y＜10年　□10≤y＜20年　□≥20年

19. 非计划拔管发生时在岗责任护士人数:＿＿＿人（只能填整数）

20. 非计划拔管发生时病区在院患者数:＿＿＿人（只能填整数）

附录-6 CVC 非计划拔管相关信息收集表

1. 发生病区名称（与护理部病区信息维护名称一致）:（　　　　　　）

2. 住院患者病案号:

3. 入院时间:　　年　月　日

4. 性别:□男 □女

5. 年龄:□新生儿　□1～6月龄　□7～12月龄　□1～6岁
　　　　□7～12岁　□13～18岁　□19～64岁　□65岁及以上

6. 该患者本次住院非计划拔管第次数:□第1次　□第2次
　　　　　　　　　　　　　　　　　　□第3次　□>3次

7. 发生日期:　　年　月　日

8. 发生时间:　　时　分（24小时制）

9. 发生地点:□病区内　□病区外（院区内）

10. 非计划拔管主要原因:□患者自拔　□管路滑脱　□阻塞　□感染
　　　　　　　　　　　□管路损坏　□其他

11. 是否重置:□是　□否

12. 非计划拔管时有无约束:□是　□否

13. 非计划拔管时患者状态:□卧床时　□翻身时　□过床时　□转运时
　　　　　　　　　　　　□检查时　□其他

14. 非计划拔管时患者神志:□清醒　□不清醒

15. 非计划拔管时患者是否镇静:□是　□否　□不知道

16. 非计划拔管时患者镇静评分工具:

　　□ RASS（Richmond 躁动 - 镇静评分）

　　□ SAS（镇静 - 躁动评分）

　　□其他量表（跳过17）

　　□未评估（跳过17）

17. 非计划拔管时患者镇静评分:____分

18. 非计划拔管发生时当班责任护士工作年限:□<1年　□1≤y<2
　　　　□2≤y<5年　□5≤y<10年　□10≤y<20年　□≥20年

19. 非计划拔管发生时在岗责任护士人数:____人（只能填整数）

20. 非计划拔管发生时病区在院患者数:____人（只能填整数）

附录-7 PICC 非计划拔管相关信息收集表

1. 发生病区名称（与护理部病区信息维护名称一致）：（　　　　　　　）

2. 住院患者病案号：

3. 入院时间：　　年　月　日

4. 性别：□男　□女

5. 年龄：□新生儿　　□1～6月龄　□7～12月龄　□1～6岁
　　　　□7～12岁　□13～18岁　□19～64岁　□65岁及以上

6. 该患者本次住院非计划拔管第次数：□第1次　□第2次
　　　　　　　　　　　　　　　　　　□第3次　□＞3次

7. 发生日期：　　年　月　日

8. 发生时间：　　时　分（24小时制）

9. 发生地点：□病区内　□病区外（院区内）

10. 非计划拔管主要原因：□患者自拔　□管路滑脱　□阻塞
　　　　　　　　　　　　□感染　　　□管路损坏　□其他

11. 是否重置：□是　□否

12. 非计划拔管时有无约束：□是　□否

13. 非计划拔管时患者状态：□卧床时　□翻身时　□过床时　□转运时
　　　　　　　　　　　　　□检查时　□其他

14. 非计划拔管时患者神志：□清醒　□不清醒

15. 非计划拔管时患者是否镇静：□是　□否　□不知道

16. 非计划拔管时患者镇静评分工具：

　　□RASS（Richmond 躁动 - 镇静评分）

　　□SAS（镇静 - 躁动评分）

　　□其他量表（跳过17）

　　□未评估（跳过17）

17. 非计划拔管时患者镇静评分：＿＿分

18. 非计划拔管发生时当班责任护士工作年限：□＜1年　□1≤y＜2
　　　□2≤y＜5年　□5≤y＜10年　□10≤y＜20年　□≥20年

19. 非计划拔管发生时在岗责任护士人数：＿＿人（只能填整数）

20. 非计划拔管发生时病区在院患者数：＿＿人（只能填整数）

附录-8　CAUTI 相关信息收集表

1. 发生病区名称（与护理部病区信息维护名称一致）:(　　　　　)

2. 住院患者病案号:

3. 入院时间:　　年　月　日

4. 性别:□男　□女

5. 年龄:□新生儿　　□1～6月龄　□7～12月龄　□1～6岁
    □7～12岁　□13～18岁　□19～64岁　　□65岁及以上

6. 留置导尿管的主要原因:□昏迷或精神异常无法自行排尿　□尿潴留;□尿失禁;
    □监测尿量;□近期有手术;□骶尾部或会阴部有开放性伤口　□其他

7. 导尿管型号:□6 F　□8 F　　□10 F　□12 F　□14 F
    □16 F　□18 F　□20 F　□22 F　□24 F

8. 导尿管类型:□普通导尿管　□双腔气囊导尿管
    □三腔气囊导尿管

9. 导管材质:□乳胶　□硅胶　□其他

10. 是否使用抗反流集尿装置:□是　□否

11. 发生 CAUTI 前是否有膀胱冲洗:□是　□否

12. 发生 CAUTI 时导尿管留置时长:＿＿＿天

附录-9　CVC 相关血流感染相关信息收集

1. 发生病区名称（与护理部病区信息维护名称一致）:(　　　　　)

2. 住院患者病案号:

3. 入院时间:　　年　月　日

4. 性别:□男　□女

5. 年龄:□新生儿　　□1～6月龄　□7～12月龄　□1～6岁
    □7～12岁　□13～18岁　□19～64岁　　□65岁及以上

6. 留置导管的主要原因:□输入高渗液体;　　□输入化疗药物;□长期输液;
    □抢救和监测需要;□其他

7. CVC 置管位置:　　□锁骨下静脉;□颈内静脉;□股静脉　□其他

8. 导管类型:□单腔导管;□双腔导管;□三腔导管

9. 是否为抗菌导管:□是　□否

10. 发生 CLABSI 时 CVC 留置时长:＿＿＿天

附录-10 PICC 相关血流感染相关信息收集表

1. 发生病区名称（与护理部病区信息维护名称一致）：（　　　　　）

2. 住院患者病案号：

3. 入院时间：　　年　月　日

4. 性别：□男　□女

5. 年龄：□新生儿　　□ 1 ~ 6 月龄　□ 7 ~ 12 月龄　□ 1 ~ 6 岁

　　　　□ 7 ~ 12 岁　□ 13 ~ 18 岁　□ 19 ~ 64 岁　　□ 65 岁及以上

6. 留置导管的主要原因：□输入高渗液体；□输入化疗药物；□长期输液；

　　　　　　　　　　　　□抢救和监测需要；□其他

7. PICC 置管位置：□贵要静脉　　□头静脉　　　□肱静脉　　　□肘正中静脉

　　　　　　　　　□大隐静脉　　□颞浅静脉　□耳后静脉　□股静脉　□其他

8. PICC 置管方式：□超声引导　□盲穿

9. 导管类型：□单腔导管；　□双腔导管；　□三腔导管

10. 是否为抗菌导管：　□是　□否

11. 发生 CLABSI 时 PICC 留置时长：　　　天

附录-11 VAP 相关信息收集表

1. 发生病区名称（与护理部病区信息维护名称一致）：（　　　　　）

2. 住院患者病案号：

3. 入院时间：　　年　月　日

4. 性别：□男　□女

5. 年龄：□新生儿　　□ 1 ~ 6 月龄　□ 7 ~ 12 月龄　□ 1 ~ 6 岁

　　　　□ 7 ~ 12 岁　□ 13 ~ 18 岁　□ 19 ~ 64 岁　　□ 65 岁及以上

6. 人工气道类型：□气管插管　□气管切开

7. 导管类型：□普通型　□声门下吸引型导管

8. 湿化装置：□呼吸机加温加湿　□人工鼻湿化　□生理盐水滴注　□其他

9. 吸痰方式：□密闭式吸痰　□开放式吸痰

10. 口腔护理方式：□擦拭　□擦拭 + 冲洗　□刷牙

11. 每天口腔护理次数：＿＿＿次

12. 口腔护理液选择：□生理盐水　□含氯己定口腔护理液　□牙膏　□其他

13. 经人工气道通气的同时，是否有经鼻胃管肠内营养：□否　□是

14. 发生 VAP 时，经人工气道机械通气时长：＿＿＿天

附录-12 护士执业环境测评量表

一、填写说明

护士执业环境是促进或制约护理专业实践的工作场所的组织因素，如护士参与医疗机构管理的程度、医疗机构对护理工作的支持程度、护理领导力、护士配置、护理专业提升、护士待遇、医护关系、护士社会地位等。健康的护士执业环境可以提高护士工作满意度，降低离职率，减少不良事件，以及由于不良事件导致的医疗花费，进而节约医疗机构管理成本与患者医疗成本。

《护士执业环境测评量表》是由国家卫生健康委医院管理研究所护理管理与康复研究部主导开展的，目的是了解我国护士执业环境的现状、促进我国护士执业环境的改进。

此次调查为不记名调查，并承诺对调查结果保密，请您按照您自己的切身感受如实填写。

二、内容

《护士执业环境测评量表》包括一般情况调查表和护士执业环境调查测评量表内容，全文如下。

（一）一般情况调查表

1. 医疗机构名称：

2. 医疗机构等级：

    一级甲等□ 一级乙等□ 二级甲等□

    二级乙等□ 三级甲等□ 三级乙等□

3. 是否为教学医疗机构：

    是□ 否□

4. 医疗机构经营类别：

    公立□ 民营□ 其他□

5. 所在科室：

    内科□ 外科□ 重症医学科□ 妇科□ 产科□ 儿科□ 口腔科□

    耳鼻喉科□ 皮肤科□ 门诊□ 急诊□ 手术室□ 消毒供应中心□

    医技科室□ 护理部□ 其他□

6. 性别：

    女□ 男□

7. 年龄：

8. 工作年限：

9. 职称：

初级护士□　初级护师□　主管护师□　口腔科□　副主任护师□

主任护师□　其他□

10. 职务：

护士□　副护士长□　护士长□　科护士长□　护理部副主任□

护理部主任□　副院长（院长助理）□　其他□

11. 最高学历：

中专□　大专□　本科□　硕士研究生□　博士研究生□　其他□

12. 是否事业编制：

是□　否□

（二）护士执业环境测评量表

您好！本问卷共有 37 个条目，目的是了解护士执业环境的现状，"0"表示非常不满意或非常不同意，"100"表示非常满意或非常同意，请您根据您的切身感受，选择合适的数值予以评价。

1. 护士有机会参与医疗机构内部管理

0　10　20　30　40　50　60　70　80　90　100

非常不同意　　　　　　　　　　　　　　　　　　　　　非常同意

2. 护士有机会决定医疗机构事务

0　10　20　30　40　50　60　70　80　90　100

非常不同意　　　　　　　　　　　　　　　　　　　　　非常同意

3. 护士有机会成为医疗机构管理相关委员会的一员

0　10　20　30　40　50　60　70　80　90　100

非常不同意　　　　　　　　　　　　　　　　　　　　　非常同意

4. 护士在临床护理中能够评估患者，根据评估结果，实施个性化护理

0　10　20　30　40　50　60　70　80　90　100

非常不同意　　　　　　　　　　　　　　　　　　　非常同意

5. 医疗机构的临床工作能够体现出护理的专业性

0　10　20　30　40　50　60　70　80　90　100

非常不同意　　　　　　　　　　　　　　　　　　　非常同意

6. 护理管理者经常与护士商讨日常工作问题

0　10　20　30　40　50　60　70　80　90　100

非常不同意　　　　　　　　　　　　　　　　　　　非常同意

7. 当护士圆满完成工作时能获得鼓励和认可

0　10　20　30　40　50　60　70　80　90　100

非常不同意　　　　　　　　　　　　　　　　　　　非常同意

8. 护理管理者支持护士的正确决策

0　10　20　30　40　50　60　70　80　90　100

非常不同意　　　　　　　　　　　　　　　　　　　非常同意

9. 护士犯错误时，护理管理者更注重对其指导改进，而非一味地批评

0　10　20　30　40　50　60　70　80　90　100

非常不同意　　　　　　　　　　　　　　　　　　　非常同意

10. 各护理岗位职责清晰

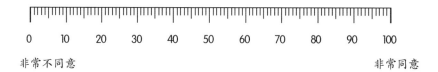

0　10　20　30　40　50　60　70　80　90　100

非常不同意　　　　　　　　　　　　　　　　非常同意

11. 工作制度完善

0　10　20　30　40　50　60　70　80　90　100

非常不同意　　　　　　　　　　　　　　　　非常同意

12. 工作流程完善，指导性强，便于落实

0　10　20　30　40　50　60　70　80　90　100

非常不同意　　　　　　　　　　　　　　　　非常同意

13. 医疗机构管理部门期望各病区为患者提供高标准的护理服务

0　10　20　30　40　50　60　70　80　90　100

非常不同意　　　　　　　　　　　　　　　　非常同意

14. 护士排班方式有益于对患者进行连续护理

0　10　20　30　40　50　60　70　80　90　100

非常不同意　　　　　　　　　　　　　　　　非常同意

15. 护理团队经常讨论患者的护理问题，并寻求改善

0　10　20　30　40　50　60　70　80　90　100

非常不同意　　　　　　　　　　　　　　　　非常同意

16. 临床辅助系统让护士有更多的时间护理患者

| 0 10 20 30 40 50 60 70 80 90 100 |

非常不同意　　　　　　　　　　　　　　　　　　非常同意

17. 医疗机构行政管理部门能够支持护士工作

| 0 10 20 30 40 50 60 70 80 90 100 |

非常不同意　　　　　　　　　　　　　　　　　　非常同意

18. 医疗机构护理用具的配备有利于提高护理工作效率

| 0 10 20 30 40 50 60 70 80 90 100 |

非常不同意　　　　　　　　　　　　　　　　　　非常同意

19. 护士在工作中能获得相应的职业防护

| 0 10 20 30 40 50 60 70 80 90 100 |

非常不同意　　　　　　　　　　　　　　　　　　非常同意

20. 医疗机构有清晰的职业暴露后处理流程，并能有效落实

| 0 10 20 30 40 50 60 70 80 90 100 |

非常不同意　　　　　　　　　　　　　　　　　　非常同意

21. 科室的医生和护士工作关系融洽

| 0 10 20 30 40 50 60 70 80 90 100 |

非常不同意　　　　　　　　　　　　　　　　　　非常同意

22. 科室的医生护士能够各司其职、协同工作

```
0    10   20   30   40   50   60   70   80   90   100
```
非常不同意   非常同意

23. 医疗机构对新入职护士有系统培训

```
0    10   20   30   40   50   60   70   80   90   100
```
非常不同意   非常同意

24. 医疗机构能够结合岗位需求对护士进行继续教育

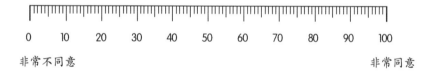

```
0    10   20   30   40   50   60   70   80   90   100
```
非常不同意   非常同意

25. 护士有参加国内外学术活动的机会

```
0    10   20   30   40   50   60   70   80   90   100
```
非常不同意   非常同意

26. 医疗机构有清晰的护士职业发展路径或职称晋升体系

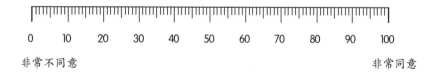

```
0    10   20   30   40   50   60   70   80   90   100
```
非常不同意   非常同意

27. 病区的护士配置能够满足临床护理工作需要

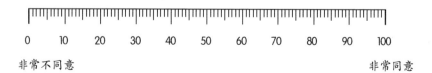

```
0    10   20   30   40   50   60   70   80   90   100
```
非常不同意   非常同意

28. 工作团队中的护士能够胜任护理工作

```
|0    10   20   30   40   50   60   70   80   90   100|
```
非常不同意   非常同意

29. 现有的工作时长与强度合适

```
|0    10   20   30   40   50   60   70   80   90   100|
```
非常不同意   非常同意

30. 护士排班能够体现能级搭配

```
|0    10   20   30   40   50   60   70   80   90   100|
```
非常不同意   非常同意

31. 通常情况下，科室骨干护士不会被频繁调动

```
|0    10   20   30   40   50   60   70   80   90   100|
```
非常不同意   非常同意

32. 护士工作能够得到社会的认可

```
|0    10   20   30   40   50   60   70   80   90   100|
```
非常不同意   非常同意

33. 在工作中能够感受到患者对护士的信任与尊重

```
|0    10   20   30   40   50   60   70   80   90   100|
```
非常不同意   非常同意

34. 医疗机构的薪酬分配制度合理

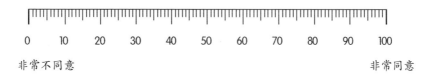

非常不同意 .... 非常同意

35. 护士薪酬在社会各行业所处水平合理

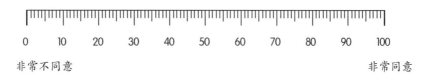

非常不同意 .... 非常同意

36. 护士能享受法定福利待遇（如：法定节假日轮休或加班补贴、假期、保险等）

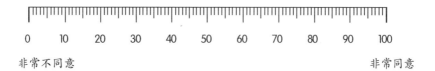

非常不同意 .... 非常同意

37. 您对医疗机构护士执业环境的总体评价

非常不同意 .... 非常同意

附录-13 护理人员锐器伤相关信息收集表

1. 发生病区名称（与数据平台病区信息维护名称一致）:（　　　　　）

2. 人员类别（单选）:□新入职护士　□本院执业护士（不包含新入职护士）
　　　　　　　　　　□进修护士　　□实习护士

3. 工作年限（单选）（备注:本院执业护士、新入职护士、进修护士选择从事护理工作年限。应届实习护士选择＜1年，非应届实习护士选择实际从事护理工作年限）:
□y＜1年；□1≤y＜2年；□2≤y＜5年；□5≤y＜10年；
□10≤y＜20年；□y≥20年

4. 发生日期:　　年　月　日

5. 发生时间:　　时　分（24小时制）

6. 锐器伤发生方式（单选）:□自伤　□他人误伤　□其他

7. 锐器伤所涉及的具体器具（备注:安全型器具指锐器通过安全性设计变为使用后屏蔽锐器或者没有锐器的装置即为安全型器具）（单选）:
□头皮钢针　□末梢采血针　□中心静脉导管穿刺针
□安全型静脉留置针　　　□非安全型静脉留置针
□安全型一次性注射器针头　□非安全型一次性注射器针头
□安全型静脉采血针　　　□非安全型静脉采血针
□安全型输液港针　　　　□非安全型输液港针
□安全型动脉采血器　　　□非安全型动脉采血器
□安全型胰岛素注射笔　　□非安全型胰岛素注射笔
□手术缝针或手术刀　□剪刀　□安瓿瓶　□其他

8. 发生锐器伤时的具体操作或环节（单选）:
□准备输液器/输血器　□静脉穿刺　　　□采集血标本
□注射给药　　　　　□药液配置　　　□更换输液瓶（袋）
□茂菲氏管给药　　　□置入导管　　　□冲管或封管
□回套针帽　　　　　□分离针头　　　□拔针
□传递锐器　　　　　□将针头放入锐器盒　□整理手术器械
□清洗器械　　　　　□清理废物　　　□其他（请备注）

9. 锐器是否被污染（单选）:□是　□否（直接跳转至13题）
　　　　　　　　　　　　　□不确定（直接跳转至13题）

10. 污染源类型（单选）:□血液　□体液　□其他

11. 该污染源是否含有血源性传播疾病（单选）:□是　□否（直接跳转至13题）
　　　　　　　　　　　　　　　　　　□不确定（直接跳转至13题）

12. 血源性传播疾病类型（单选）：□ HIV　□乙肝　□丙肝　□梅毒　□其他（请备注）
　　　　　　　　　　　　□两种或两种以上类型（请备注）

13. 锐器伤后是否进行了定期追踪和检测（单选）：□是（直接跳转至 15 题）　□否

14. 未进行追踪检测的原因（单选）：□自行判断后果不严重　□无相关制度和流程
　　□其他原因（请备注）　　　　　（选择任何一个选项后填表结束）

15. 截止到表单上报时，该事件是否导致受伤护士确诊感染（单选）：
　　□是　　□否（跳过 16 题）
　　□尚在等待检测结果（检测结果确定后请返回系统修改选项）（选择该项后跳过
　　16 题，同时，系统预留一个□，等确定后再修改该题选项，每次登录提醒。）

16. 感染疾病类型（单选）：□ HIV　□乙肝　□丙肝　□梅毒　□其他（请备注）
　　　　　　　　　　　□两种或两种以上类型（请备注）

附录-14　新生儿尿布皮炎相关信息收集表

一、患儿基本信息

1. 发生病区名称（与护理部病区信息维护名称一致）:(　　　　　)

2. 住院新生儿病案号：

3. 主要诊断（按病案首页填写）：

4. 发生时出生日龄：　天

5. 性别：□男　□女

6. 出生孕周：　周　天

7. 目前体重：　克

8. 发现日期：　年　月　日

9. 发现时间：　时　分（24 小时制）

二、尿布性皮炎相关信息

10. 本次尿布皮炎系该新生儿住院期间发生的第（　　）次尿布皮炎：

　　□第 1 次（第 1 次发生尿布皮炎跳过第 11 题）□第 2 次　□第 3 次　□> 3 次

11. 住院期间最近 1 次发现尿布皮炎距离本次发现时间：

　　□< 1 天　□1 天　□2 天　□3 天　□4 天　□5 天　□6 天　□7 天　□> 7 天

12. 尿布皮炎分级（同一新生儿发生多部位尿布皮炎时，按最严重分级统计）

　　□轻度：皮肤红斑或红疹、无破损

　　□中度：皮肤红斑或红疹、轻微破损

　　□重度：皮肤红斑或红疹，有大面积破损或溃疡；如伴念珠菌感染可见鲜明的

　　　　　红色卫星状损伤 / 脓疮，可扩展到腹股沟或皮肤皱褶处。

13. 尿布性皮炎区域是否伴念珠菌感染：□是　□否　□未检测

14. 尿布皮炎累及部位：□1 个　□> 1 个

15. 尿布皮炎累及部位

(1) 臀部：□是　□否

(2) 腹股沟：□是　□否

(3) 阴阜：□是　□否

(4) 会阴部（涵盖男童阴囊下）：□是　□否

(5) 大腿内部：□是　□否

(6) 肛周：□是　□否

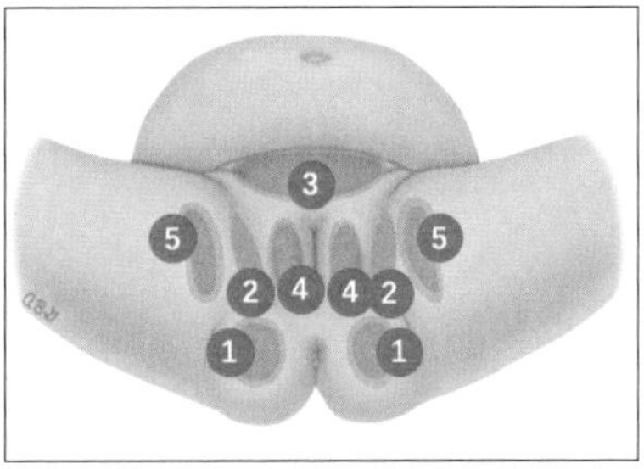

图 1　尿布皮炎累及部位

三、尿布性皮炎相关风险因素

16. 发生尿布皮炎时使用的尿布类型：

□一次性纸尿布　□布类尿布　□其他（需说明　　　　　　　）

17. 发生尿布皮炎时喂养状况：

□母乳喂养　□混合喂养　□配方奶喂养　□禁食

18. 发生尿布皮炎前 24 小时是否失禁：□是（跳过 19 题）□否（跳转至 19 题）

19. 发现尿布皮炎前 24 小时大便次数：　次

20. 大便状况：□水样便　□糊状便　□成型便

21. 发生尿布皮炎前尿布更换频率：□≥ 1 次 /1 小时　□ 1 次 /2 小时

□ 1 次 /3 小时　　□ < 1 次 /3 小时

22. 发生尿布皮炎前尿布区域皮肤清洗方法：

□湿纸巾

□湿纸巾 + 清水　□湿纸巾 + 清洁剂

□纱布（含其他布类）+ 清水　□纱布（含其他布类）+ 清洁剂

□其他:（需说明　　　　　　　　）

23. 发生尿布皮炎前尿布区域皮肤屏障制剂（主要成分）选择：

□无　□矿油 / 石蜡油　□凡士林　□氧化锌　□鞣酸软膏　□液体敷料

□其他:（需说明　　　　　　　）

24. 发生尿布皮炎前是否使用抗生素

□使用抗生素　□未使用抗生素

25. 发生尿布皮炎前是否存在真菌感染

□是（如血液、口腔、消化道、皮肤等）□否　□不确定

26. 是否有过敏史

□是　□否　□不确定

27. 是否存在家族性皮肤病史

□是（如银屑病、特应性皮炎、脂溢性皮炎等）□否　□不确定

附录-15　患儿外周静脉输液渗出/外渗相关信息收集表

1. 发生病区名称（与护理部病区信息维护名称一致）：（　　　　　　）

2. 住院患儿病案号：

3. 主要诊断（按病案首页填写）：

4. 发现日期：　　年　月　日

5. 发现时间：　　时　分（24 小时制）

6. 患儿年龄：□新生儿_____天　□年龄不足 1 岁患儿_____月

　　　　　　□年龄≥ 1 岁患儿_____岁

7. 患儿体重：_____kg

8. 发生地点：□病区内　□病区外（点击"病区外"后弹出：□转运过程中

　　□手术室　□放射科　□其他：需说明）

9. 发生渗出/外渗时患儿实际住院天数：　　　　天

10. 发生渗出/外渗时输注药物种类：（注：不能归入以下前 5 个选项的药物）

□普通液体　□化疗药物　□血管活性药物　□血制品　□静脉营养液　□其他

（根据药物情况归入相应 pH 值或渗透压选项）：　□ pH ＞ 9　□ pH ＜ 5　□渗透

压＞ 900 mOsm / L　□其他：需说明

11. 输注方式：□静脉泵注（选择静脉泵注时填写第 12 题）

　　　　　　□静脉滴注（跳转至第 13 题）

　　　　　　□静脉推注（跳转至第 13 题）

12. 发生渗出/外渗前输液泵/推注泵是否有压力/阻塞报警：　□是　□否

13. 输注工具类别及型号：

□外周静脉留置针（□ 18 G　□ 20 G　□ 22 G　□ 24 G　□ 26 G　□其他：_____）

□钢针（□ 0.45#　□ 0.5#　□ 0.55#　□ 0.6#　□ 0.7#）

□其他：_____）

14. 留置天数（天）：□≤ 1　□ 2　□ 3　□ 4　□ 5　□ 6　□ 7　□＞ 7

15. 输注穿刺部位：□头皮　□颈外　□腋下　□肘关节　□前臂　□腕关节

　　　　　　　　□手背　□踝关节　□足背　□其他（需说明：_____）

16. 穿刺部位辅助固定：□有［□弹力绷带　□固定夹板　□其他（需说明_____）］

　　　　　　　　　　□无

17. 穿刺部位是否可观察：□是　□否

18. 渗出的分级（如发生外渗直接选择 4 级）：

等　级	指　征
□ 1	主要指征：穿刺点周围小范围肿胀（1% ～ 10%） （说明：如果渗出局限在手掌 / 足部，需去除局部腕带、拔除 PVC 针后 5 ～ 10 分钟，再测量肿胀范围） 辅助指征：冲管遇阻 　　　　　穿刺点周围疼痛
□ 2	主要指征：穿刺点周围轻微肿胀（穿刺点以上或以下 1/4 患肢，或 10% ～ 25% 患肢） （说明：①如果渗出局限在手掌 / 足部，需去除局部腕带、拔除 PVC 针后 5 ～ 10 分钟，再测量肿胀范围；②上肢长度：自肩峰至中指尖端；③下肢长度：自髂前上棘到胫骨内踝下缘） 辅助指征：皮肤发红 　　　　　穿刺点周围疼痛
□ 3	主要指征：穿刺点周围中度肿胀（穿刺点以上或以下 1/4 ～ 1/2 患肢，或 25% ～ 50% 患肢） （说明：①如果渗出局限在手掌 / 足部，需去除局部腕带、拔除 PVC 针后 5 ～ 10 分钟，再测量肿胀范围；②上肢长度：自肩峰至中指尖端；③下肢长度：自髂前上棘到胫骨内踝下缘） 辅助指征：穿刺点周围疼痛 　　　　　皮温降低 　　　　　皮肤苍白 　　　　　穿刺点下脉搏减弱
□ 4	主要指征：穿刺点周围严重肿胀（穿刺点上下大于 1/2 患肢，或大于 50% 患肢） （说明：①如果渗出局限在手掌 / 足部，需去除局部腕带、拔除 PVC 针后 5 ～ 10 分钟，再测量肿胀范围；②上肢长度：自肩峰至中指尖端；③下肢长度：自髂前上棘到胫骨内踝下缘） 主要指征：皮肤破损 / 坏死 　　　　　水泡 　　　　　血液制品，刺激性液体和（或）腐蚀性液体渗漏，不论肿胀范围大小 辅助指征：皮温降低 　　　　　皮肤苍白 　　　　　穿刺点下脉搏减弱或消失 　　　　　穿刺点疼痛 　　　　　毛细血管再充盈 >4 秒

注：1. 级别判定：只要符合一条主要指征即可判断；辅助指征为级别判断提供协助 指导。

　　2. 药物外渗属于第 4 级。

附录-16 6月龄内患儿母乳喂养中断相关信息收集表

不符合以下"母乳喂养维持"定义者，属于母乳喂养中断，请填此表。

"母乳喂养维持"是指患儿入院时和出院时皆为母乳喂养，即患儿出院时实现了母乳喂养或患儿出院时虽未实现母乳喂养、但评估确定回家后能实现母乳喂养（母亲既有泌乳功能又有喂养意愿）。

1. 发生病区名称（与护理部病区信息维护名称一致）：（   ）

2. 住院患儿病案号：

3. 入院时间：____年__月__日

4. 性　别：□男　□女

5. 出院时间：____年__月__日

6. 入院年龄：□出生≤ 28 天　□28 天＜出生≤ 6 个月

7. 入院时母乳喂养类型：

   （注：如第 6 题选 28 天＜出生≤ 6 个月，第 7 题仅有纯母乳喂养、混合喂养 2 个选项。如第 6 题选出生≤ 28 天，第 7 题有纯母乳喂养、混合喂养、禁食、未开奶 4 个选项。）

   □纯母乳喂养　□混合喂养　□禁食　□未开奶

8. 出院时喂养状态：

   □配方奶喂养　□捐赠母乳

9. 出院时患儿母亲泌乳状态：

   □有　□无

10. 出院时患儿母亲喂养意愿：

    □有　□无

11. 出院时不能继续母乳喂养的原因：

11.1 母亲是否存在以下问题或因素：

11.1.1 乳头及乳房因素	□是　□否 如选择是，请勾选具体问题： □乳头凹陷　□乳头皲裂　□乳头疼痛 □乳腺炎　□乳腺发育不良　□其他
11.1.2 正在服用特殊药品，不宜母乳喂养	□是　□否
11.1.3 母亲患有严重疾病或传染性疾病	□是　□否
11.1.4 自述母乳量不足	□是　□否
11.1.5 自述母乳喂养信心不足	□是　□否
11.1.6 缺乏母乳喂养正确认知（如认为人工喂养更方便、利于身材管理而拒绝母乳喂养等）	□是　□否
11.1.7 母亲回归工作	□是　□否
11.1.8 母乳运送困难	□是　□否
11.1.9 其他：	

11.2 社会与家庭支持方面因素：

11.2.1 母亲工作环境支持母乳喂养 （如有哺乳 / 吸奶时间和空间等）	□是　□否
11.2.2 家庭成员支持母乳喂养	□是　□否
11.2.3 家庭成员接受过母乳喂养教育知识	□是　□否
11.2.4 其他：	

11.3 院方因素（医院或科室）：

11.3.1 医院有无母乳接收、储存条件	□有　□无
11.3.2 医院有无鼓励母乳喂养的规定	□有　□无
11.3.3 其他：	

附录-17　申请加入国家护理质量数据平台承诺书

申请加入国家护理质量数据平台承诺书

国家护理质控中心：

　　我单位自愿申请加入国家护理质量数据平台，保证真实、完整、准时提交数据。

护理部主任签字：

（单位公章）

年　月　日

单位名称	

护理质量数据平台医院第一管理员资料

姓　名		性　别	
职　务		职　称	
办公电话		手机号码	
电子邮件		传　真	
通信地址			

护理质量数据平台医院第二管理员资料

姓　名		性　别	
职　务		职　称	
办公电话		手机号码	
电子邮件		传　真	
通信地址			

　　注：管理员由护理部指派，建议设立两个管理员。第一管理员负责平台日常管理、数据上报、沟通联系。当第一管理员外出或休假时，由第二管理员负责平台日常操作。

附录 -18 时点调查—住院病区调查内容

调查时点					Y 年 M 月 X 日上午 10 时整								Y 年 M 月 X 日 22 时整		Y 年 M 月 X+1 日凌晨 3 点	
病区序号	病区一级分类	病区二级分类	病区名称	1. 上午10点 病区实际开放床位数	2. 上午10点 病区住院患者数	3. 上午10点 病区内正在上班的责任护士数	4. 上午10点 病区住院患者中2期及以上压力性损伤患者数	4.1 第4项中入院外带入2期及以上压力性损伤患者数（包含入院24小时内出现）	4.2 第4项中入院后新发2期及以上压力性损伤的患者数	4.2.1 第4.2项中2期及以上医疗器械相关压力性损伤伤患者数	5. 上午10点 病区使用约束具的患者数	6. 晚上10点 病区住院患者数	7. 晚上10点 病区内正在上班的责任护士数	8. 凌晨3点 病区住院患者数	9. 凌晨3点 病区内正在上班的责任护士数
医院名称																

注：1. 医院所有住院病区均应收集记录上述三个时刻的相关数据。

2. 填写的病区数据条目数目 = 平台病区维护页面所有前面所有的住院病区数目之和